ICONAUTOGRAPHIE DE JENNER.

LYON. — IMPRIMERIE D'AIMÉ VINGTRINIER.

ICONAUTOGRAPHIE

DE JENNER

PAR

LE DOCTEUR MUNARET,

MEMBRE DE PLUSIEURS ACADÉMIES, ETC.

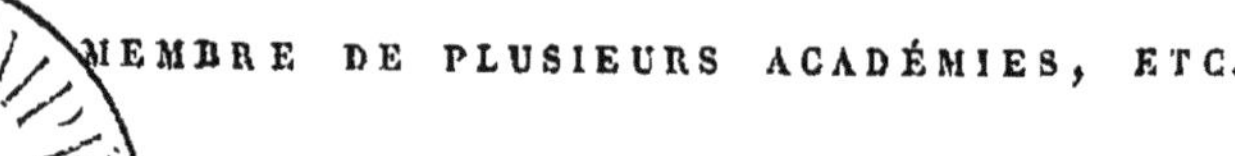

PARIS

GERMER-BAILLIÈRE, LIB.-ÉDIT.,
Rue de l'École-de-Médecine, 17.

F. SAVY, LIBRAIRE-ÉDIT.,
Rue Bonaparte, 20.

1860.

A

MM. LES MEMBRES DE LA COMMISSION PERMANENTE

DE VACCINE,

SÉANTE A L'ACADÉMIE IMPÉRIALE DE MÉDECINE DE PARIS,

Humble hommage du MÉDECIN DE CAMPAGNE,

J. M. P. MUÑARET.

PRÉAMBULE.

Faciendi plures libros non est finis.
ECCLÉSIASTE, XII, 12.

« On sait, par les détails de la vie intime d'un homme, par la connaissance de ses mœurs, de son caractère, de ses relations, quel degré de confiance on doit accorder à ses ouvrages, et l'on trouve souvent, dans quelques circonstances particulières de sa vie, l'explication des influences qui l'ont inspiré et qui l'ont poussé dans la voie qu'il a parcourue (1). »

La biographie nous apprend bien ce qu'un homme a fait ou écrit, mais non ce qu'il était; — la personnalité d'un saint, d'un héros, d'un savant se cache dans une nue, comme la déesse d'Aristophane.

C'est une omission regrettée par tous les lecteurs qui aimeraient voir de près ce qu'ils admirent de loin...

L'histoire ainsi écrite est une lettre morte qu'il faut animer ; — si l'on trouve cette métaphore trop risquée, je répondrai qu'on a déjà fait les FLEURS ANIMÉES, et qu'en substituant au talent poétique de leur auteur— une étude patiente et consciencieuse,— on peut aussi peindre *ad vivum* les hommes vraiment dignes de mémoire ; c'était— du reste—la pensée d'un philososophe ancien ; Pline, dans l'une de ses

---

(1) *Histoire de la médecine, depuis Hippocrate jusqu'à nos jours*, (analyse du cours professé à la Faculté de médecine de Paris, par M. Andral), par M. Tartivel.

belles épîtres, a dit : *Mihi pulchrum imprimis videtur, non pati occidere quibus æternitas debetur.*

Il y a tendance, de la part de quelques biographes, à donner le *signalement* historique de tant d'AMIS INCONNUS.... Déjà, il nous les montrent, du bout de leur plume, — dans la rue, marchant et causant ;—chez eux, couronnés de leur famille ;— méditant dans un cabinet,manipulant dans un laboratoire, ou distribuant le pain de la science à des élèves chéris, soit au lit d'un malade, soit sous les ombrages du palais d'Académus....

Déjà, ils suppléent à la partie écrite par l'illustration ; mais ce n'est encore que l'ombre muette de tel contemporain qui parle encore...

En 1508, Raphael peint l'ÉCOLE D'ATHÈNES sur les murs d'une salle du Vatican, dite *della segnatura ;* — les générations se succèdent, regardent et s'en vont ;—il a fallu toute la science iconologique d'un Lordat, pour comprendre le chef-d'œuvre jumeau de la peinture moderne et de la philosophie ancienne, pour l'interpréter et nous faire admirer, en toute connaissance d'impression, je ne dis pas les beautés artistiques de cette fresque ; mais le sentiment qui anime individuellement tous ces illustres sages de l'antiquité et le caractère de chacun d'eux, d'après son attitude et sa physionomie.

Donc, l'art doit venir en aide au biographe pour parachever la réalisation plastique du type vital ; — les monuments iconographiques doivent être expliqués par des adeptes de Camper, Lavater et Gall, afin d'exprimer l'essence humaine et la rendre perceptible par une intuition immédiate ; — l'écriture même peut fournir de précieuses indications sur le tempérament, le caractère, l'état de santé de celui qui l'a tracée ; — les mots, — ces *passants de l'âme,* — ont une physionomie propre qui trompe rarement un observateur exercé, et j'en ai conclu encore que l'étude des autographes est indispensable à cette partie intime, — toute personnelle, — de l'histoire, à laquelle j'ai donné le nom d'ICONAUTOGRAPHIE.

J'ai commencé, il y a dix ans environ, une galerie de portraits des médecins célèbres, et déjà ma collection dépasse le chiffre de deux mille cinq cents ;—celui des autographes est moindre, n'ayant pu remonter jusqu'à présent qu'au XVIe. siècle (*Symphorien Champier*, *André Dulaurens*, *Ambroise Paré*, etc.). — J'espère, par l'importance et la rareté de ces pièces, pouvoir élever un jour un monument UNIQUE à la littérature médicale.

Ceci n'est encore que la moitié de mon programme iconautographique ; — chercher, trouver, classer et encartonner des portraits ou des *boutons de culottes* (historique) est l'attribution vulgaire du chercheur. — Je soumets tous mes portraits et autographes à une étude physiognomonique des plus scientifiquement sincères, et je les accompagne de notes marginales, prises en causant, en bouquinant, en résumant mes nombreuses lectures.

Ma collection se compose de trois catégories de portraits ; — d'abord, les *rari nantes*, ces naufragés du déluge typographique universel, rencontrés sur les épaves d'un dernier exemplaire et que j'ai sauvés de l'éternel oubli dont les menaçait le destin fait épicier ;— que d'*in-folios* achetés, pour un *ex libris*, une signature microscopique, un médaillon perdu dans un frontispice, un cul de lampe, une lettre ornée !

Deuxièmement, les célébrités cotées par l'histoire et ayant cours ; de celles-là, j'ai pu, entre plusieurs portraits, faire un choix, au double point de vue de l'art et de la ressemblance.

En troisième catégorie, figurent, ce que nous appelons *les princes de la science ;* ils ont droit aux honneurs d'une collection individuelle ; je citerai, en ma possession, celles de Bichat, Charles Bonnet, Boerrhaave, Gall, Jenner, Haller, Hippocrate, Hufeland, etc., etc.

J'aime les portraits divers d'une personne aimée, dit Edmond

Thierry, aucun n'a tous les traits de l'original, chacun en a quelqu'un qui lui est particulier. — L'un est d'une main habile qui néglige la ressemblance pour la pureté du dessin ; l'autre est d'une main moins sûre et d'un œil plus curieux qui néglige le dessin pour le soin de la ressemblance.

C'est donc une étude comparée du même personnage, à tous les âges de sa vie, sur son lit de mort, et même sous le marbre de ses monuments éparpillés sur le globe ; — étude pleine d'intérêt et d'inattendues révélations ;—vous pouvez le surprendre, *en chemise*, comme le voulait Montaigne ou l'admirer sur ses *échasses* académiques, *empacqueté* dans une ample robe d'hermine, en rabat de guipure, en perruque...

Il faut être vraiment collectionneur, pour comprendre ce plaisir des yeux et de l'intelligence, lequel, à l'inverse de tous les autres, *vires acquirit eundo !* — Cette école buissonnière, à travers tant d'idées, tant de faits *dénichés*, tant de siècles, tant d'existences passées et présentes, me délasse, me plaît et peuple ma solitude....

En attendant que les perfectionnements de la gravure héliographique soient au service de l'illustration médicale, j'avais l'intention de publier le catalogue raisonné de quelques-unes de mes collections *princeps*, en commençant par Hippocrate, dont l'antiquité nous a conservé le divin profil, avec ses médailles, ses Hermès, ses miniatures sur ivoire, ses bustes ; le tout fidèlement reproduit par le burin moderne ; mais de graves circonstances m'imposent une interversion d'urgence, — l'accomplissement d'un devoir, — celui de faire connaître à mes contemporains la personnalité de Jenner, et leur rappeler, en même temps, les bienfaits de la vaccine qu'on voudrait faire oublier....

Si le médecin de Cos nous guérit, celui de Berkelay nous préserve : dans le doute, je ne m'abstiens pas.

JENNER (1)

Fuit homo, missus à Deo, cui nomen erat...., JENNE
(Evangile selon saint Jean.)

I.

L'histoire a presque tout dit, tout loué, au sujet de la découverte de Jenner ; — je lui connais huit éloges, deux, en beaux vers, couronnés par l'Académie Française : — leurs auteurs sont Reuss, Robert Watt, Louis Valentin, Dupeau, Soumet, Casimir Delavigne, Baron et Bousquet. — Il n'est pas une biographie en Europe et en Amérique, sans un article à l'honneur de ce MÉDECIN DE CAMPAGNE, ayant su, à force de patience ou de génie, préserver l'humanité d'une des plus féroces maladies qui l'aient jamais mutilée ou décimée...

Jenner menait à Berckelay, — son pays natal, — la vie la plus douce, la plus utile, la plus conforme à la simplicité de ses goûts ; on l'a dit : le bonheur est comme le gibier, quand on le vise de trop loin, on le manque ; celui de notre confrère était *immanquable*.....

(1) Ce fragment a été lu, à la séance publique annuelle de la Société impériale de médecine de Lyon (janvier 1860).

il consistait à vivre dans l'intimité de son cher frère Jean ; — à cultiver dans un petit enclos des plantes médicinales ; — à élucider avec une savante ingéniosité, quelques points d'histoire naturelle, de physiologie ou d'anatomie comparée ; — enfin, à faire sa tournée matinale quotidienne, à pied et son registre de notes sous le bras, « guérissant les pauvres pour rien » comme le médecin de Balzac, et parcourant les laiteries de sa paroisse, afin de dérober aux vaches le secret de sauver les hommes.

Ce secret était la vaccination, et il fut bien obligé, l'ayant trouvée, éprouvée, de venir à Londres, pour y publier le résultat de ses vingt années de recherches et le vulgariser.

Comme tous les biographes se copient, une omission ou une erreur se perpétue indéfiniment ; à l'appui, je vais rappeler une anecdote oubliée. — Un ami de Jenner, John de Carro, mort il y a quelques années seulement, fut un des premiers à vacciner et il envoya du vaccin en Turquie, en Perse et plus loin encore. — Jenner, de son côté, en avait expédié dans l'Inde, mais son vaccin ne put être inoculé. — John de Carro refusa les 1,000 livres sterling offertes à celui qui pourrait inoculer le vaccin dans ces contrées, et pour le remercier dignement, Jenner lui envoya une tabatière en argent avec cette inscription : « *Edward Jenner à John de Carro.* » — Cette tabatière renfermait une boucle de cheveux ; elle appartient aujourd'hui à un riche médecin des États-Unis.

La vaccine se propagea d'un bout du monde à l'autre ; — de tout côté, son inventeur reçut des lettres, des hommages, des honneurs... une impératrice lui envoya un diamant de grand prix et un billet d'un plus grand prix encore, écrit de sa blanche et noble main..... Toutes les Sociétés savantes de l'Europe se l'associèrent et pour comble de *malheur*, la parlement anglais lui vota des remercîments publics et des livres sterling, par boisseaux ! — Oh ! pour le coup, le modeste et sage Jenner n'y tint plus : *tout ça*, dit-il avant Charlet, *ne vaut pas mon doux Falaise !* — Il s'échappa donc de cette geole immense et malsaine, qu'on appelle Londres et pendant que les *aldermen* croyaient dresser son *écrou*, en lui octroyant des droits de franchise et de cité, il revint dans sa jolie retraite de la vallée de Glocester, où il retrouva, pour ne plus les quitter, ses premières et fidèles amies, — l'étude et la nature. — En effet, le matin du 26 janvier 1823, Jenner reçut, avec une émotion trop vive, des remercîments de la Société royale de Londres, pour l'envoi de son dernier et très-curieux ouvrage sur la migration des oiseaux, et dans l'après midi, à la suite d'une hémorrhagie cérébrale, il rendit sa belle âme à Dieu.

Plusieurs biographes ont fait mourir Jenner dix ans plus tôt ; — on devrait bien prendre la peine de vérifier des dates, avant de les copier pour la postérité....

Mais, après cette petite erreur de chiffre, nous arrivons à un grand enseignement : Jenner assista à son apothéose et ne fut pas heureux... « Tel est souvent le partage des grands hommes, a dit un de ses plus éloquents panégyristes (1), en expiation du talent qu'elle leur accorde, la nature leur donne une sensibilité qui fait le tourment de leur vie. »

L'iconographie nous a conservé la grave et douce physionomie de Jenner.

Une première médaille lui fut d'abord offerte, à titre d'hommage confraternel et patriotique, par des médecins d'Angleterre.

Une seconde lui fut décernée, quelque temps après, par la Société royale de médecine de Londres.

En 1801, les médecins et les chirurgiens de la marine anglaise firent frapper en son honneur une troisième médaille qui représente

(1) Bousquet, Éloge de Jenner, p. 16.

le Dieu de la médecine rendant à l'Angleterre un matelot guéri par la vaccine, et le nom de Jenner, au milieu d'une couronne civique.

En 1826, on lui érigea une première statue de marbre blanc, — exécutée par Sivier, — dans l'église cathédrale de Glocester ; l'année suivante, un célèbre artiste s'inspira de ce monument, pour un buste,— œuvre capitale de Corbould, — dessinée et finement gravée sur pierre, par R. J. Lane. — La tête est de trois quarts ; le torse, drapé à l'antique, repose sur un socle circulaire.

Avec l'éloge de Valentin, la *Revue encyclopédique* fit paraître, en 1824, un portrait dessiné par Vigneron, d'après une peinture à l'huile, qui m'a paruc être la caractéristique de cet homme illustre. (*Ovale, format in-8°*).

Boullemier fils a reproduit cette copie (*Carré, format in-4°, dirigé à droite*).

Mais, comme œuvre d'art, je dois mentionner une charmante copie, gravée par Fontaine (LES HOMMES UTILES. — Art. *Jenner*).

Il y a, dans ma collection, deux petits portraits de profil, sans nom de graveur, l'un au trait et l'autre en silhouette, représentant Jenner, orné d'un appendice caudal, ce qui indiquerait leur contemporanéité avec la république française.—Un troisième, de profil, gravé par un Anglais, W. Read, reproduit Jenner avec la même coiffure ; ce qui n'est pas excusable de la part d'un compatriote qui pouvait s'inspirer plus fidèlement.

Un dernier portrait, d'après une peinture de L. R. Smith, a été gravé, publié par Christ. Willam Boch et dédié *au zélé provocateur de ce grand bienfait pour l'humanité* (sic) à son ami le Dr Eickhorn.

On dirait, à l'attitude affaissée et à l'expression chagrine de Jenner déjà vieux, que l'artiste l'avait fait poser, après son entrevue avec l'empereur Alexandre (1814). — Vous avez fait tant de bien aux hommes, lui dit l'autocrate, que vous avez dû recevoir bien des éloges, bien des marques de reconnaissance. — Des compliments, répondit le médecin anglais, on m'en a fait beaucoup ; mais j'ai trouvé plus d'ingratitude que de reconnaissance.

En 1858, une seconde statue curale de Jenner, en bronze, fu placée à Trafalgar-Square, à Londres, près de celle de Nelson ; sa dépense fut évaluée à 4,000 livres sterling (100,000 fr.)

Assis sur un fauteuil, le grand observateur est dans l'attitude de la réflexion ; — son bras droit, accoudé sur le dossier demi-circulaire du siége, soutient la tête légèrement inclinée ; — le bras gauche repose sur la cuisse correspondante, tenant une liasse enroulée de papiers. — La tête de Jenner est d'une ressemblance trop accentuée et son front est d'un *sourcilleux*.... d'empereur romain. — La robe doctorale drape assez bien et laisse entrevoir une toilette de ville que je me permettrais de critiquer : Jenner porte un habit d'une coupe trop moderne ; un demi-siècle séparait le contenant du contenu, — c'est un parachronisme de costume.

Il y a deux ans environ, une souscription fut ouverte, en France, pour subvenir au coût d'un monument semblable, destiné à la ville de Boulogne ; — la presse périodique lui fut favorable ; la statue a été faite par M. Eugène Paul ; — elle grelotte, en ce moment, dans la cour du Louvre...

Jenner est debout, — galbe disgracieux, — drapé avec l'indispensable manteau qui dissimule les pauvretés du vêtement moderne ; l'artiste lui a donné des bottes... *à revers*, car le produit d'une souscription reste insuffisant, pour payer une dette nationale à ce génie sauveur, auquel les Égyptiens et les Grecs auraient élevé des autels, à côté de ceux d'Immouth et d'Esculape...

Quand on a lu dans l'histoire de l'inventeur de la vaccine, quels furent ses rapports de cœur et d'intelligence avec John Hunter qui fut, tour à tour, son second maître en médecine, son Mécène à Londres, — son RÉVÉLATEUR, — son meilleur ami, — on regrette de ne pas connaître la personnalité d'un des premiers anatomistes de l'Europe : —Jenner, au milieu de tous les embarras de sa célébrité, ne discontinua pas, avec lui, une correspondance presque hebdomadaire, précieusement conservée dans une cassette sur laquelle il avait écrit : « lettres de John Hunter à Edward Jenner. »

Je possède deux portraits de John Hunter ; le premier, gravé par J. Kennerley (*carré long, format in*-8°) le représente de face, assis, dans son cabinet de travail, un livre à la main et sa pensée bien loin et bien haut...

Son costume est le même dans les deux gravures : robe de chambre en velours, doublée de soie claire ; un col de chemise qui se rabat sur une cravate blanche lâchement nouée ; les manches de l'*indispensable vêtement* sont fixées autour du poignet par des boutons ronds en métal précieux.

Le second portrait (*carré long, format in*-4°) a été gravé à la *manière noire*, par W. Holl, d'après la peinture du célèbre Reynolds, qu'on voit dans la grande salle d'honneur du royal collége des chirurgiens de Londres.

La pose varie : le grand naturaliste, au milieu de ses planches d'ostéologie, médite et *cherche* encore, accoudé sur une table.

Quelle tête magnifique ! et comme l'art a su comprendre le génie de la science, — pour l'idéaliser, — sans nuire à la ressemblance du savant !

Mais reprenons notre connaissance commencée avec l'illustre vaccinateur...

Jenner était ce qu'on appelle un *bel homme* ; taille et corpulence au-dessus de la moyenne. — Son front avait de l'ampleur et de la sérénité ; Gall y aurait trouvé des facultés intellectuelles, — proches parentes du génie ; — telles que la mémoire des choses (*memoria realis*), — la sagacité comparative, — l'esprit d'induction ; — et même le talent poétique mais en plus faible saillie (1).

Deux plis parallèles et perpendiculaires, entre ses sourcils, dénotent un caractère sûr et prudent, une forte application, une patience d'Anglais...

Les yeux — bleu-foncé, — bien ouverts, doux, d'une expression rêveuse.....

Son nez était remarquablement beau ; l'épine large, régulière, à courbe fine, révélait, à elle seule, d'après Lavater, toutes les qualités supérieures de Jenner.

Les lèvres correctement dessinées ; la supérieure, en débordant un peu, était la marque distinctive de sa bonté.

Point de barbe ; — d'abondants cheveux, châtains, soigneusement relevés sur le front et les tempes et ondulant sur le cou.

Son menton rond, perpendiculaire à la lèvre, inspirait la confiance ; mais il était un peu sensuel et il faisait mollement fléchir les plis circulaires d'une ample cravate invariablement blanche.

Sa mise enfin, sans être celle d'un *gentleman*, était harmonieuse dans ses nuances et d'une minutieuse propreté ; — elle se complétait par un gilet en *piqué* jaune, une redingote bleue, longue, à boutons de métal ; des culottes en velours noir et des souliers à larges boucles d'argent.

Jenner portait la tête en avant, comme pour écouter... l'avenir ; — sa démarche était mesurée, méditative ; en causant, ils s'arrêtait quelquefois, et son interlocuteur charmé s'oubliait à marcher aussi : c'est que l'esprit de Jenner, merveilleusement doué pour saisir les analogies de toute chose, faisait admirer, avec les couleurs

(1) Le médecin de Bercklay a laissé plusieurs petits poèmes remarquables par un sentiment vrai et fin. (Revue britannique, janvier 1860, p. 29. — Vie de Charles Bell, par le Dr Pichot).

prismatiques d'une imagination longtemps jeune, toutes les harmonieuses beautés de la création...

« Le regard qui se perd dans le bleu infini du ciel, a dit le baron de Fenchtersleben, ou qui s'étend sur le tableau riche et varié de la terre, ne fait pas attention aux misères qui tourmentent la vie, dans le tourbillon du monde. » — Cependant notre poète redevenait médecin, il obéissait à son IDÉE, vous racontait ses dernières expériences sur le *cow-pox* et finissait toujours par se plaindre, avec une amertume naïvement épanchée, de toutes les tracasseries que lui suscitait la médiocrité jalouse, pour atténuer la valeur relative ou même l'authenticité de sa découverte.

Personne, que je sache, ne connaît le but vraiment excentrique de tant de travaux, de sacrifices et de sollicitude..... Voici encore une anecdote : l'occasion fait l'indiscret.

Il y a plus de quarante ans, — souvenir d'hier pour ma mémoire, —je causais déjà *médecine* avec le docteur J..., de Nantua ; —il me dit un jour : «J'ai eu l'occasion de faire connaissance avec l'inventeur de la vaccine ; c'est un Anglais, un original, un fanatique admirateur des faits et gestes de la Providence, à laquelle il ne fallait pas reprocher, lui présent, un tas de peccadilles, comme la grêle, la gelée, les insectes parasites et la petite vérole, qui continuait à faire des siennes, malgré l'inoculation.

« Le première fois qu'il entendit parler de la *picote* des vaches, comme d'un préservatif naturel, il prit au sérieux ce *quamquam*, et tout en faisant les affaires de la Providence, il a fait joliment les siennes ; aujourd'hui Jenner est mylord et millionnaire, et il est devenu la bête curieuse de tout le monde...

« Ce ne serait donc pas seulement le désir d'être utile à l'humanité, encore moins l'ambition ou le vil intérêt, mais une aspiration toute mystique qui aurait scientifiquement manifesté la prophylaxie du cow-pox ?... »

Le bienfait reste, nous en profitons ; — et quoi qu'en écrive un officier d'artillerie et sa *docte cabale*, la vaccine est encore ce qu'elle était du vivant de Byron, « l'antidote des fusées à la congrève...

Jenner écrivit et publia, de 1768 à 1805, six brochures pour faire connaître et propager la vaccination ; elles eurent plusieurs éditions et traductions (1).

Les *Transactions* de Londres ont publié ceux de ses ouvrages, au nombre de cinq, qui avaient pour objet l'histoire naturelle et la médecine.

Avant de mourir, Jenner avait légué ses manuscrits et toute sa volumineuse correspondance au docteur Baron, avec condition expresse de tout publier. — L'amitié a-t-elle bien fidèlement rempli son mandat ? — Le légataire a fait imprimer, en anglais, un choix (*and selections*) de tous ces précieux documents.

Les autographes de Jenner pèsent de l'or ; ils sont introuvables, comme ceux de notre Bichat ; — quelques lignes insignifiantes de l'immortel vaccinateur figurent parfois sur les catalogues *Lavardet*, comme pour affrioler les amateurs et leur indiquer la rue Drouot.

Cette rareté s'explique : les Anglais sont très-jaloux de tous les témoignages matériels de leur génie national ; ils les gardent, comme des avares, ou les achètent comme des prodigues.

Je suis donc vraiment heureux, — heureux comme un collection-

---

(1) Son premier ouvrage : *Recherches sur les causes et les effets des* VARIOLÆ VACCINÆ, imprimé à Londres en 1798, a été traduit en français par le chevalier de la Rocque et imprimé à Lyon, en 1800 ; je n'ai pu le découvrir dans nos bibliothèques, *habent sua fata libelli*...

neur, — de pouvoir exhiber à mes chers confrères de la Société de médecine de Lyon, une pièce historique qui va compléter un des épisodes les plus honorables, pour Jenner.

« Une lettre, dit le Dr Bousquet, un mot de sa bouche délivrait les prisonniers de guerre ; deux de ses amis, William et Wickam, étaient prisonniers en France. Qui leur rendra la liberté? Jenner osa la demander à l'Empereur, et ne présuma pas trop de la puissance de son nom.

« A la vérité, il ne fut pas toujours si heureux. Semblable aux pierres précieuses, le mérite brille plus de loin que de près. M. Husson avait un frère, aujourd'hui général et l'une des gloires de notre armée, sur les pontons de la Tamise. Tout l'intérêt de Jenner ne suffit pas pour briser ses chaînes. Et pourtant, s'il est une terre fière de ses grands hommes, c'est la Grande-Bretagne ; mais elle leur donne de l'or et garde ses faveurs (1). »

Voici une lettre de Jenner, une longue lettre, toute confidentielle, qui révèle, en même temps, l'excellence de son cœur et sa sympathique *gratitude* pour l'accueil fait à la vaccine par la médecine française ; elle est à l'adresse de Mme Lee, de Plymouth.

Chère Madame,

Par une lettre que j'ai reçue de mon ami, M. Cream de Bath, j'apprends que vous êtes sur le point de visiter le continent et

---

(1) Scribe a mis cette vérité en couplet dans l'un de ses vaudevilles :

En France on sait les admirer,
Mais on les paie en Angleterre.

comptez être bientôt à Paris ; et que de plus, vous avez fait l'offre obligeante de vous charger des lettres que je pourrais avoir à y envoyer. Je vous prie d'accepter mes remercîments les plus sincères. Si vous voyez, par hasard, quelques savants de Paris, dites leur bien, je vous prie, combien je suis sensible aux compliments qu'ils m'ont fait et que je ne désespère pas encore de voir arriver le jour où je pourrai me présenter moi-même auprès d'eux et les convaincre de ma gratitude.

J'ai fait beaucoup d'efforts, ces deux dernières années, pour obtenir l'élargissement d'un officier français, dont le frère, le docteur Husson, qui habite Paris, est un de mes amis intimes.

Jusqu'ici (c'est pénible à dire), mes efforts ont été infructueux; cependant, quoique découragé, je ne cesserai pas de continuer. Si je me souviens bien, je vous ai parlé de cette circonstance dans la conversation que j'ai eu l'honneur d'avoir avec vous chez Charles Ross. J'aurais donc évité de vous ennuyer en vous en parlant de nouveau, si je n'avais pas pensé qu'il était possible que vous vissiez le Dr Husson ou le baron Corvisart, premier médecin de l'Empereur, qui est un de ceux qui ont sollicité mon intervention en faveur du malheureux captif, le capitaine Husson. L'assurance que j'en fais de tout mon cœur, leur fera peut-être plaisir.

En vous priant d'accepter mes vœux sincères pour votre bonne santé, croyez-moi,

Chère Madame, votre obligé et obéissant humble serviteur,

Ed. Jenner.

(*Berkeley-Glocester*, 22 sept. 1812).

Une simple ligne pour m'informer si cette lettre vous est, oui ou non parvenue, me ferait plaisir.

Cette lettre autographe et signée (en anglais), contient trois pages in-4°.

Le cachet est entier, en cire noire ;— l'écu de Jenner est d'azur, à la croix floretée d'or, cantonnée de quatre fleurs de lis de même, cimier un chien.

Il y a *quelque chose* de l'homme dans son écriture ; — j'ai cherché ce *quelque chose* dans la lettre de Jenner ; je crois l'avoir trouvé.

C'est une belle écriture, propre, régulière, bien liée, ayant même de la couleur : elle indique une certaine dose d'énergie, de l'ordre et du goût. Une particularité m'a d'abord surpris, c'est sa légèreté, pour un écrivain qui, à la date susdite, avait soixante-quatre ans ; mais elle s'acquiert, cette légèreté, par l'obligation d'écrire beaucoup, et c'était précisément le cas de Jenner.

Comparaison faite de cette lettre avec d'autres autographes, j'en ai conclu que l'écriture gagne aussi à quitter son *coin de feu* pour un peu de toilette, et que le jour où Jenner de Berkeley écrivit à une grande dame, dont il se reconnaissait l'obligé, il se portait bien, d'abord ; — il avait de bonnes nouvelles de sa vaccine,— et son fidèle Phipps (1), lui avait taillé une plume toute neuve pour cette solennité épistolaire...

Et je termine, en disant avec le Dr Bousquet, parce que l'on ne peut pas mieux dire : « Pardonnez-moi, Messieurs, ces petits détails ; j'ai cru qu'ils étaient justifiés par le grand nom de Jenner. »

---

(1) Son premier vacciné qui habitait un petit cottage à côté de sa résidence; c'était son homme de confiance.

LA VACCINE.

Il ne s'agit rien moins que de savoir si l'on doit continuer ou cesser de vacciner,

MORDRET.

II.

L'histoire de l'inventeur de la vaccine devrait se compléter par celle de son invention ; mais il faut attendre que le procès en appel que viennent de lui intenter ses adversaires modernes,— les vaccinomètres, — soit instruit, plaidé, jugé en dernier ressort, en suite de l'enquête expérimentale commencée depuis plus d'un demi siècle par la science et pour l'humanité.

Aujourd'hui, je me contenterai de raconter et d'apprécier toutes les péripéties de l'IDÉE Jennerienne.—Chemin faisant, l'iconautographie nous fournira peut-être des renseignements utiles et même curieux.

La découverte du célèbre médecin anglais fut apprise avec doute, interprétée avec malveillance et cependant elle obtint assez vite l'attention, l'assentiment scientifique, la reconnaissance universelle ; — la mauvaise foi et la jalousie changèrent alors de tactique : l'inoculation du cow-pox sur l'homme, pour le préserver de la variole, lui fut contestée ; elle venait de l'Inde, de la Perse, de Rabaud-Pommier, d'un savant de Gœttingue, etc.

Jenner était trop modeste pour s'attribuer le mérite d'une invention quelconque ; dans tous ses travaux relatifs à la vaccination, il n'a eu vraiment qu'un projet, celui de « vérifier un fait » qui était regardé, suivant le Dr Dupau, comme un préjugé par les hommes instruits et surtout par les médecins du pays ; — mais quand il serait vrai, ajoute ailleurs ce même historien, que ce ne fût pas une chose nouvelle, la vérité appartient à celui qui sait s'entourer de toutes les preuves et l'embrasser dans ses applications.

Pour arrêter la propagation de la vaccine, que n'a-t-on pas imaginé, dit et imprimé ? D'abord, ce n'était pas un préservatif assuré ; — tous les accidents du premier âge lui furent imputés ; — on alla même jusqu'à prétendre que cette humeur bestiale, mélangée à celle de l'homme, était susceptible de le *minautoriser* !...

Jenner toujours calme, confiant et fort de sa conviction acquise, se contenta d'opposer ses expériences de plus en plus nombreuses et des faits authentiques aux préjugés de la foule, aux sophismes de la science égarée. — Après les épreuves de Woodville et du comité central de Paris, la vaccine brava l'épidémie de l'an X, et son effet anti-varioleux fut considéré comme absolu, indéfini, par tous les premiers vaccinateurs de l'Europe, par le même comité central...

Mais l'épidémie de Montpellier, en 1816, vint démentir une opinion aussi hâtive ; la préservation ne devait être que temporaire et beaucoup de vaccinés furent atteints ; cette épidémie — remarque très-importante à retenir — celle de Milhau, en 1817 ; de la Martinique, en 1818, CHOISIRENT les vaccinés depuis un *laps de temps plus ou moins considérable*, et les nouveaux vaccinés furent TOUS préservés.

A dater de cette époque (1818), l'on apprit à distinguer *la variole des vaccinés* (variolide, varicelle) de la petite vérole VRAIE ; — l'on commença à revacciner et ces revaccinations préservèrent, dans le cours des épidémies, jusqu'en 1841, sur plusieurs points de la France, en Angleterre, en Danemark, dans le Wurtemberg, l'Italie, Malte, Genève, etc.

Il fallait trouver la cause de la variole des vaccinés, ou dans l'ancienneté de la vaccine, ou dans l'affaiblissement du vaccin et mieux encore dans les deux à la fois, et l'on conclut « que s'il était bon de renouveler le vaccin, il était encore plus nécessaire et heureusement plus facile de renouveler la modification qu'il opère dans l'économie (1). »

Un autre reproche plus grave fut imputé à la vaccine ; — dès 1819, l'accroissement du rapport entre la mortalité juvénile et la mortalité totale de Paris, ayant plus que doublé, comparativement à celui du dix-huitième siècle, — l'opinion publique s'en émut — et à la sollicitation de Portal, un roi de France créa l'Académie de médecine, pour sauvegarder plus spécialement les intérêts menacés de la santé de tous.

L'Académie, entre autres mesures d'hygiène publique et de circonstance, institua une Commission conservatrice du vaccin ; elle ranima le zèle des vaccinateurs, mais le chiffre plus élevé des vaccinations ne parut pas réagir favorablement sur celui de la mortalité juvénile, car elle était de 10 pour %, en 1855.

Le Dr Watt, après avoir dépouillé les registres de Glascow, fut le premier à dire que la vaccine préservait bien de la petite vérole ; mais que, par une funeste compensation, elle mettait à sa place d'autres maladies encore plus graves.

---

(1) *Bulletin de l'Académie de médecine*, t. X, p. 139.

En 1848, un officier d'artillerie, plus *fort* en arithmétique qu'en pathologie humaine, M. Carnot se prit à papcrasser les *mortuaires*, tableaux de recrutement, annuaires et statistiques, pour arriver à cette conclusion : « La mort prélève aujourd'hui sur la jeunesse le tribut que la petite vérole imposait autrefois à l'enfance, tel a été, pour la France, le résultat *réel* de la découverte de Jenner. »

Son premier mémoire (1) fut présenté à l'Académie des sciences, le 11 novembre 1848 ; — On attend encore le rapport de MM. Arago et Matthieu.

Ce retard autorisa toute espèce de conjectures ; un des adeptes de M. Carnot, par exemple, a dit que l'Institut avait peur...

M. Carnot a le suprême tort de vouloir démontrer par A plus B moins C divisez par Z ; ce qui rend sa prose inaccessible à la grande majorité des lecteurs qui n'ont pas eu le bonheur de sortir, comme lui, n° 1, dans sa promotion.

J'ai lu son livre avec la plus profonde attention, et quand j'arrivais à l'un de ses refreins d'école : *Ce qu'il fallait démontrer..*; j'ai dû rougir comme un écolier qui n'a pas compris CE QU'IL FALLAIT lui faire comprendre.

Est-ce clair? — Est-ce clair ?? — autre finale favorite du professeur ; — interpellation radieuse de modestie et même *éblouissante*, à laquelle le docteur Félix Roubaud a osé répondre, en se frottant les yeux : « Un instant, confiant dans l'immutabilité des chiffres, nous avons pu croire que la lumière se ferait (la lumière de M. Carnot) ; mais il paraît que la statistique est comme le clavecin qui se prête à toutes les gammes, à toutes les intonations. »

En 1851, M. Carnot représente à l'Académie des sciences, un second

---

(1) *Essai de mortalité comparée avant et depuis la découverte de la vaccine.*

mémoire (*Analyse de l'influence exercée par la variole*) ; — son auteur n'a pas été aussi heureux que Noé : la colombe ne lui a pas rapporté des nouvelles du corbeau, et, dans sa mauvaise humeur, il a eu presque raison d'écrire que « l'Académie était devenue aveugle sur ses vieux jours. »

Comme compensation à tous ces mécomptes, il s'est rencontré cinq médecins, je crois, sur dix-huit mille, en France, qui se sont constitués les avocats de cet infortuné M. Carnot, en se rangeant sous la bannière de l'émancipation vérolique ; ce sont MM. Verdé de Lisle (1), Bayard (2), Duché (3), Villette de Terzé (4) et Ancelon (5).

Chacun de ces honorables confrères a publié ses *erreurs de jeunesse* médicale, ses combats de conscience, sa conversion au naturisme, ses arguments sans réplique, ses *chiffres sur table*, comme dit leur chef de file ; — y a-t-il, dans leurs plaidoyers, autant de raison que de talent ?

Je me borne à répondre (parce qu'une appréciation détaillée dépasserait les limites de cet écrit), que les calculs de M. Carnot, *caput generis*, ne doivent être acceptés comme justes, qu'après vérification ; — que cependant tous ses élèves les ont copiés, sur la parole du maître, les publient et les prennent pour texte de leur polémique plus ou moins passionnée, oublieux du respect dû à des confrères qui, comme eux, ont l'honneur de tenir une plume.

---

(1) *Révision de la vaccine*, et plus tard : *De la dégénérescence physique et morale de l'espèce humaine déterminée par la vaccine*. Paris, Charpentier, 1855.

(2) *Influence de la vaccine sur la population.*

(3) *Un mot sur les modifications épidémiques depuis l'introduction de la vaccine.*

(4) *La vaccine, ses conséquences funestes, etc.*

(5) *Philosophie mathématique et médicale de la vaccine.*

Le Dr Villette de Terzé, par exemple, tout chamaré de titres scientifiques et de décorations, s'annonce, dans sa préface, comme *un ami sincère de la vérité, impartial par caractère, dévoué à l'intérêt de l'humanité, ayant étudié à tête reposée*, et à la première page du premier chapitre, il apostrophe le docteur Bertin, et dans une vingtaine de pages, il le moleste vilainement, et trente fois (j'ai bien compté) il l'interpelle de *jeune* confrère, *jeune* vaccinophobe, *jeune* candidat, *jeune* docteur, etc. — En vérité, il faut être bien *vieux*, pour être aussi jaloux de son printemps passé...

Je termine avec le docteur Villette de Terzé, — toujours au point de vue des bienséances de style, — en disant qu'il a commencé par *les coups de poing de la fin* qui ont immortalisé le Chourineur.

Un petit journal, au sujet des affaires de Rome, faisait dernièrement cette réflexion toute française : *Est-ce que, même en parlant de Dieu, on ne pourrait pas en parler poliment ?* — Même en parlant science, Messieurs, ne pourriez-vous pas aussi en parler plus convenablement?

La vaccine pourrait dire aussi à sa mère-patrie : *tu quoque !...* — Plusieurs médecins anglais l'incriminent dans leurs écrits, dans leurs journaux ; je citerai, entre autres, John et George Gibbs, Jame Cowin, Livingstone, W. Stowel, Bennet, Bikerstith, Davis, Fleming, Maccall, Marnoch, Pritchard, G. Shaw, etc. ; — une enquête a été provoquée, à ce grave sujet, au sein du parlement britannique.

THE GENERAL BOARD OF HEALTH a adressé à tous les corps savants du continent un questionnaire en quatre articles, auxquels notre Académie de médecine a répondu en 1857, dans un sens complètement favorable à la pratique vaccinale (1).

---

(1) La véracité de l'Académie « lorsqu'on touche à cette question brûlante, » a été mise en état de suspicion, par le docteur Ancelon,

En Allemagne, même agitation médico-vaccinale, — pour le même *soupçon*, — ainsi que me l'apprend une lettre d'Alexandre Humbold, à l'adresse du docteur John Gibbs et à la date toute récente du 18 octobre 1858.

Dans cette lettre, l'illustre savant parle « de la dégénération, dont l'humanité *paraît* menacée dans une grande partie de l'Europe, de la marche progressive de l'opinion sur l'influence dangereuse de la vaccine en France, en Angleterre et en Allemagne. » — A la fin de sa lettre cependant, il ne manque pas de faire ses réserves « sur ce grave sujet » et « il ne me reste, dans cette matière, certes très-cosmique, ajoute-t-il, que de dire avec prudence, *sento, ma non ragiono.* »

Le docteur Nittinger, de Stuttgard, vient de publier un second pamphlet (1), le plus curieux et le plus fulminant contre la vaccine; il est intitulé : *Dac schwarze Buch vom Impfen* (le livre noir de la vaccine).

Ce titre contraste avec le *livre bleu* où se trouve l'opinion motivée de 537 médecins anglais en faveur de la vaccine, — autrement dite *virusation, poison de Jenner, empoisonnement des peuples, sortilége de Jenner*, etc. — D'après le même, la statue de Trafalgar-Square est une *colonne de honte de l'âme de l'humanité outragée* !

Ce livre est un fagot de diatribes, ramassées sans ordre ni convenance, dans tous les carrefours de la presse européenne; — on en jugera par l'intitulé d'un seul chapitre : *Les Jennéristes accusés de sorcellerie, malpropreté et tromperie*. En tête de cette *querelle*

---

et dans son opuscule (p. 31 à 36), il la compare à la *Belle au bois dormant*; — c'est le premier cas d'hypnotisme chronique, puisqu'il date de 1817 !

(1) Son premier avait pour titre : L'EMPOISONNEMENT, avec cette épigraphe : *Scientiam profanasti, populum occidisti, terram perdidisti* (1852). — Le dessus du panier fait deviner ce qui est dedans...

d'Allemand, l'auteur a mis son portrait ; il faut lui en savoir gré : j'aime mieux le voir que le lire...

Les médecins de France imitent plus sagement ce philosophe ancien qui prouva le mouvement en marchant ; — ils répondent aux attaques dirigées contre la vaccine, — en vaccinant.

Réponse boîteuse, dira-t-on ; il est plus aisé de vacciner que de discuter ; Vous devez démentir cette formidable insinuation de M. Carnot, que la vaccine est un fléau plus grand que la petite-vérole, à tel point qu'elle fait craindre la dépopulation de l'univers, à une époque peu éloignée ; — vous devez rassurer les populations inquiètes qui commencent à refuser ce FUNESTE PRÉSENT, et chez lesquelles tous les vieux préjugés commencent à se réveiller ; on compte sur ces recrues de la bêtise humaine encore plus que sur l'algèbre... Prenez-y garde !

Une première réponse a été faite, en 1825, par M. Brunet et sous les auspices du gouvernement, après l'épidémie de Paris (1).

Une seconde réponse, le 7 août 1828, au sujet de l'épidémie de Marseille, sous les auspices du gouvernement et émanant de l'Académie de médecine, pour faire distinguer la variole de l'éruption qui en prenait les apparences, la *varioloïde* (2).

Une troisième réponse, en 1838, pour établir définitivement que la vertu préservatrice du vaccin n'était que temporaire, qu'il y avait lieu aux revaccinations, au renouvellement du cow-pox (3).

Une quatrième réponse, en 1846, sur quatre questions proposées par l'Académie des sciences (4).

---

(1) *De la vaccine et de ses heureux résultats*. Paris.

(2) *Traité de la vaccine*, etc., par J.-R. Bousquet, 1re édition.

(3) *Nouveau traité de la vaccine et des éruptions varioleuses*, par le même auteur. — Ouvrage couronné par l'Académie des sciences.

(4) *Traité sur la vaccine, ou recherches historiques et critiques sur*

Une cinquième réponse, en 1854, par le docteur Mordret, considérant la vaccine dans ses rapports avec les maladies et la longévité, couronné par l'Académie royale de chirurgie de Madrid (1).

Une sixième réponse, à toutes les injures personnelles machinées contre Jenner et répétées, sans preuve, par ses détracteurs;—à toutes les attaques dirigées contre la vaccine, par le docteur Bertin, dans sa thèse inaugurale, ayant pour titre : *Essai historique et critique sur les attaques dirigées contre la vaccine*, 1856.

Une septième réponse, en 1857, a été faite à tous les arguments statistiques de M. Carnot, par le docteur Bertillon (2), qui apporte, en outre, de nombreux documents nouveaux, — inconnus aux adversaires de la vaccine.— Cette réponse, selon l'école de M. Carnot, d'un statisticien dont « l'intelligence mathématique ne s'élève pas même à la hauteur de la *règle de trois*, » a été COURONNÉE par l'Académie des sciences !

Enfin une dernière et collective réponse a été faite, *au point de vue médical;* par des rapporteurs aussi compétents que consciencieux, tels que MM. Roche, Velpeau, Rayer, Bretonneau, Barthe, Bousquet, Serres, Charles Dupin ; — dans les journaux, par MM. Aran, Cayol, Beaugrand, Brachet, Dechambre, le professeur Hœzer, A. Latour, Noirot, Perrin, Teissier (de Lyon), L. Villermé ; — et à l'Institut, par l'immortel Cuvier : Ces quelques lignes de son rapport sont fatidiques, comme un oracle...

---

les résultats obtenus par les vaccinations et revaccinations, par Ch. Steinbrenner. Paris, 1846. Ouvrage également couronné.

(1) *État actuel de la vaccine considérée au point de vue pratique et théorique*, etc. Paris, 1855.

(2) *Conclusions statistiques contre les détracteurs de la vaccine, précédées d'un essai sur la méthode statistique appliquée à l'étude de l'homme*. Paris, 1857.

« Quand la découverte de la vaccine serait la seule que la méde-
« cine eût obtenue dans la période actuelle, elle suffirait pour illus-
« trer à jamais notre époque dans l'histoire des sciences comme
« pour immortaliser le nom de Jenner, en lui assignant une place
« éminente parmi les principaux bienfaiteurs de l'humanité. »

Voilà, j'espère, des réponses qu'on peut consulter, apprécier, puisque j'en ai indiqué l'origine ;— et après avoir cité textuellement celle du premier savant des temps modernes, oserai-je faire remarquer, qu'en dépit des railleries de Pascal, il est des cas où les *moines*, — c'est-à-dire les noms, — sont des raisons?

J'en étais là de ma péroraison, quand un jeune médecin de mon voisinage, *vir* SIMPLEX *medendi peritus*, puisqu'il m'avait confié l'intention de se désister de ses fonctions de vaccinateur, par scrupule de conscience, — vint me surprendre le nez en l'air et la plume à la main...

— Soyez deux fois le bien-venu, lui dis-je ; votre visite m'est toujours agréable, elle me sera encore utile aujourd'hui. — Vous me prenez en flagrant délit de griffonnage ; j'écris mon *credo* en matière de vaccine... Voulez-vous être M. *Public* et me permettre de vous le réciter?

— Bien volontiers, me répondit-il, mais je vous préviens que je ne dirai pas *amen*. — Le livre de M. Carnot m'empêche de dormir... tous ces diables de chiffres sont autant de gnômes crochus, livides, puants, aux lèvres fuligineuses, qui exécutent une sarabande convulsive sur mon lit... et dans le nombre, j'ai cru reconnaître quelques-uns de mes vaccinés, victimes expiatoires de la typhoïde...

— Je ne dirai point *ægri somnia*, mais RÊVE DE MÉDECIN, ce qui est plus grave ;—quoi qu'il en soit, je commence ma lecture, et nous causerons après.

Je lus, et après un point d'orgue, mon voisin me dit : Votre résumé *à vol d'oiseau* me rappelle en effet que l'Institut et l'Académie de médecine ont innocenté la vaccine de tous les méfaits dont on l'accuse, moins d'un seul, — mais du plus sérieux — j'entends la mortalité doublée pour les âges de 20 à 30 ans... Inévitable conséquence de la phthisie pulmonaire (d'après M. Verdet de Lille) et des fièvres typhoïdes *trois fois plus meurtrières* et de plus en plus *fréquentes*, d'après MM. Carnot, Bayard et Ancelon.

— Il ne s'agit pas, répondis-je, de défendre la vaccine : au commencement, elle ne préservait pas de la variole ; aujourd'hui elle en préserve trop... Notre bon vieux Rhasès l'a dit ; les vieilles femmes le répètent et les vaccinomètres prétendent le *démontrer* avec des chiffres : la variole est une maladie humorale *sui generis*, si vous l'empêchez de s'échapper par la surface cutanée, elle fermente, se concrète, se corrompt et dégénère en tuberculose, squirrhe ou putrilage ; — maladie rare chez les enfants, parce que l'humeur variolique est trop récente pour fermenter ; — plus rare encore chez les vieillards, parce qu'elle est desséchée par l'âge ; — mais la jeunesse ! oh! l'innocente et malheureuse jeunesse ! moissonnée comme l'épi des champs... par la lancette des vaccinateurs !

J'en conviens, mon cher confrère, il y a *déplacement* dans la mortalité, mais parce qu'il coïncide avec l'introduction de la vaccine en France, est-ce une conclusion bien médicale de répéter le trop fameux *Post hoc, ergo propter hoc* ? — Auparavant d'examiner, en médecins, quelle peut être la relation *vraie* entre l'effet et la cause *présumée*, allons au plus pressé, commençons par donner aux vaccinophobes le démenti le plus carré, au sujet de l'augmentation de la mortalité par la pratique jennerienne.

M. Charles Dupin, — dont M. Carnot ne peut pas décliner la compétence mathématique, comme il l'a fait pour l'Académie de médecine, — lui a démontré, avec des chiffres, que depuis l'introduction de la vaccine en France, la longueur moyenne de la vie y avait augmenté de 2 % au moins ; que cette progression croissante continue... que même, pour tous les âges influencés par la vaccine, la mortalité annuelle, loin d'augmenter, a diminué..... et M. Charles Dupin, pour autoriser des conclusions diamétralement opposées, s'est servi des tables dressées pour toute la France; celles de Duvillard avant la vaccine, et celles de Monferrand, après. Depuis la Révolution, a dit ensuite M. Mathieu (dans l'*Annuaire du bureau des longitudes*) il y a une augmentation d'environ sept ans dans la durée de la vie moyenne, augmentation qui doit provenir de l'INTRODUCTION DE LA VACCINE, de l'amélioration du régime hygiénique, etc.

La thèse d'une augmentation dans la mortalité *moyenne* n'est donc pas soutenable ; mais elle existe pour certains âges et pour certains pays (1) ; — la mort épargne l'enfance et la vieillesse, pour augmenter le chiffre de ses victimes parmi nos jeunes gens de 20 à 30 ans ; et ce *déplacement*, au point de vue social, est une calamité ; il appelle de la part de l'état et de la science des enquêtes nombreuses, trop vainement réclamées depuis dix ans par les congrès scientifiques, par nos académies, par nos comités d'hygiènes publique, etc.

Ce n'est encore là qu'un coin du tableau ; — une lente mais épouvantable dégénérescence, concomitante à l'augmentation relative de la mortalité chez l'homme, semble se propager à tous les êtres organisés de la création...

Les végétaux souffrent, s'étiolent, s'abâtardissent; —la maladie des

---

(1) C'est ainsi que la Suède, étudiée sur des documents officiels très-soignés, ne présente aucune aggravation (BERTILLON) ; que, selon le même auteur, le sexe féminin *en France* (et non à Paris) échappe presque complètement à l'aggravation qui pèse lourdement sur les hommes.

pommes de terre, de la vigne, des arbres fruitiers, des plus humbles légumes en est la preuve;

Les gallinacées ont aussi subi l'influence cholérique; pourquoi? Aujourd'hui même, l'espèce chevaline est *honorée* de la fièvre typhoïde, pourquoi encore (1)?

Cherchez, Messieurs les vaccinophobes, inventez pour les besoins de votre doctrine autre chose que la variole externe ou interne, *cutanée* ou *intestinale;* je ne sache pas qu'on ait encore réussi à inoculer un *cow-pox* quelconque sur un canard ou sur un navet, pour expliquer leur fin prématurée!.

M. Anceion l'a dit très-sensément à l'un de ses contradicteurs, dans le JOURNAL DES CONNAISSANCES MÉDICALES (1857), « pour l'amour de Dieu, ne mêlons pas la *théorie*, œuvre de l'homme, avec le *fait*, œuvre de la nature. »

Le *fait* est patent, remarqué par tout le monde, admis par tous les médecins; nous convenons que les animaux, *raisonneurs* ou non, sont frappés d'un mal,

que le ciel en sa fureur
Inventa pour punir la terre;

mais, « puisqu'il faut l'appeler par son nom » nous sommes obligés de le demander à la *théorie*, et chacun de préconiser la sienne.

Les uns accusent le *cow-pox* et le traitent plus injustement que l'âne de la fable,

La peccadille fut jugée un cas pendable!

---

(1) *Influenza equorum.* — Spinola enseigne que cette maladie n'est connue que depuis le siècle dernier; — qu'elle s'est d'abord développée chez les chevaux de *luxe*, et qu'elle n'a pénétré en France qu'en 1825.

Le docteur Funcke trouve de l'analogie entre cette affection et la *maladie des chiens*, beaucoup plus grave aujourd'hui qu'autrefois.

Les autres, — et je suis de ceux-là, — diagnostiquent une asthénie végéto-animale... et peuvent l'établir expérimentalement.

— Une expérience, s'il vous plaît.

— J'avais des pommes de terre en mauvais état de santé : Ne les plantez pas, disaient mes voisins, ce serait peine perdue. — *Faciamus experientiam!* et je lardai quelques tubercules avec des clous, avant de les confier à la mère commune. — O triomphe de l'art! ma récolte fut saine et abondante. — Je vous cite ce fait parce qu'il m'est personnel; — la chlorose des plantes est bien connue par tous les jardiniers ; — elle a ses symptômes et son traitement ; on les arrose avec de l'eau ferrée.

Les traités de médecine vétérinaire ne parlent pas de la chlorose, chez les quadrupèdes et les oiseaux, par la simple raison que les poils et les plumes n'ont pas encore permis d'étudier la décoloration de leurs peaux ; mais ils admettent l'anémie générale, l'asthénie d'Hippocrate et les deux variétés de Brown.

Ai-je besoin de vous entretenir de cette maladie *totius substantiæ*, dans ses rapports avec notre espèce ? —Permettez-moi seulement de vous rappeler qu'elle devient de plus en plus commune ; que parmi les jeunes filles pubères, sept sur dix en sont atteintes et que les hommes, même à la campagne, n'en sont plus indemnes, comme autrefois.

Les vaccinomètres ne reconnaissent qu'une cause occasionnelle aux fièvres typhoïdes, — la vaccine (1), — tandis que nous consi-

---

(1) Dans son récent et remarquable ouvrage sur la statistique mortuaire comparée de Genève, le docteur Marc d'Espine a constaté : 1° que le canton de Genève vaccine presque les trois quarts des enfants, et présente *peu* de décès par variole ; 2° que la haute société du canton fait vacciner tous ses enfants et qu'elle n'a *pas* de décès par variole ; 3° que la Belgique ne vaccine guère

dérons ces mêmes fièvres, voire même le choléra, comme des manifestations diverses d'une seule et même entité pathologique, déjà nommée.

Les vaccinomètres, pour se mettre à l'aise, *ex cathedrâ*, ne veulent pas voir plus haut qu'une pustule variolique; « de 1800 à 1850, dit M. Carnot, la France et sa capitale n'ont pas vu changer d'une manière très-sensible leur situation hygiénique réciproque. »

MM. Bayard et Ancelon, plus absolus que leur professeur de mathématiques, débaptisent la fièvre TYPHOÏDE et la nomment ENTÉRITE VARIOLEUSE ; — il est avec *les mots* des accommodements ; mais avec la logique, il n'en est pas... ces mots (ENTÉRITE VARIOLEUSE) constituent une *pétition de principe*, et avec cette dénomination risquée,

---

plus de la moitié de ses enfants, et qu'elle a *deux fois* plus de décès par variole que le pays genevois.

Si la fièvre typhoïde, dit le Dr Bertillon dans son compte-rendu de cet ouvrage, est en raison du nombre des vaccinés, il est clair que la haute société de Genève va être frappée au premier chef, car l'imprudente livre tous ses enfants au poison de la vaccine, voilà la théorie ; voyons les faits.

M. Marc d'Espine nous apprend, p. 257, que, sur 1,000 décès, la fièvre typhoïde en compte 31 dans la classe riche et 35 dans la classe pauvre.

Et les documents belges établissent que sur 1,000 décès généraux, il y en a 38 par fièvre typhoïde, exactement le contraire de la théorie vaccinophobe. Ce qui veut dire, d'une part, que la vaccine est sans vertu pour donner ou aggraver la fièvre typhoïde, et d'autre part, que les populations, les classes de la société qui sont les plus soumises aux prescriptions de l'hygiène, se garantissent, au moins comme résultat fatal, des affections mêmes contre lesquelles la médecine est sans puissance.

(2) *De la dépopulation des campagnes*, par le docteur Berthier, p. 16.

la médecine n'autorise pas ces messieurs à écrire : *donc la petite vérole.....* (comprimée par le vaccin?) *est la cause du mal.* (Ancelon, p. 109).

Et de quel mal, s'il vous plait ? — De la fièvre *typhoïde ?* Mais ce mal n'est que le symptôme d'un autre qui a sa source plus haut; et comme l'a dit le docteur Berthier, il faut tarir cette source pour détruire le symptôme qui nous menace d'un fléau : la fièvre typhoïde, le typhus, les maladies gastro-intestinales ne sont, d'après ma théorie (vous me la permettez n'est-ce pas, puisque vous avez la vôtre?) que des effets de la dégénérescence humaine, de la CHLORO-ANÉMIE des deux règnes; — et au lieu de nous disputer sans pouvoir nous entendre, statisticiens, médecins, économistes, nous devrions bravement nous consacrer à l'étude de toutes les causes de cette *malaria sociale* qui nous mine et nous menace...

Allons, philanthropes des deux continents, une enquête étiologique est ouverte ; je vais commencer la liste des causes de la *maladie de tout le monde ;*—vous la continuerez, j'espère ; — nous nous consulterons, le traitement sera prescrit, — traitement physique et moral, — et si tout le monde veut le suivre, il guérira, quand même il serait *vacciné...*

I.

L'alcoolisme, — l'usage de l'absynthe surtout.

II.

L'abus du tabac à fumer.

III.

L'onanisme, — passe-temps sporadique des pensionnats des deux sexes, des casernes, etc...

IV.

Les extrêmes de la table moderne; — le prolétaire boit trop et ne mange pas assez, le riche mange trop et boit *idem*.

V.

La vulgarisation du *pain blanc*, — privé de son, — prédisposant à la constipation, à l'encombrement stercoral des intestins, à l'infection *per se*.

VI.

L'angle de réflexion des chemins de fer.

VII.

L'émigration de la jeunesse des campagnes pour les villes qui ne fait que croître sans embellir....

VIII.

La vie si *usante*, imposée par toutes les grandes industries, qui ont pris leur développement, en France, de 1817 à 1820 (ceci à la décharge de la vaccine qui commençait à faiblir, à la même époque).

IX.

La vie des casernes, en temps de paix; — la mortalité civile ne s'élevant pas à plus de 10 pour 1,000, de 20 à 30 ans, est de 18 à 20 pour nos soldats, en garnison.

X.

L'ENNUI, — ce dissolvant des sociétés épuisées (*Brierre de Bois-*

mont.) — L'HYPOCONDRIE, c'est-à-dire la manifestation exagérée de l'instinct du moi qui veut tout asservir à sa conservation ou à son plaisir (*Morel*). — La LYPÉMANIE, maladie mentale le plus souvent observée de nos jours (*Renaudin*).

XI.

L'asphyxie *sans charbon*, — l'empoisonnement de l'homme par l'homme, dans les grandes réunions et dans les chambres à coucher de plus en plus rétrécies (1). — Un homme, en une heure, transforme en acide carbonique, l'oxygène contenu dans 90 litres d'air, et expire, dans le même temps 333 litres d'air vicié, contenant 0, 04 d'acide carbonique (*Dumas*).

XII.

L'abus des nerfs et leur usure consécutive, chez la moitié de la plus belle moitié du genre humain (vapeurs,— névropathie,— névrosisme,'— *supplicium neuricum* de mon ami, le docteur Dumont).

XIII.

L'usage de plus en plus populaire du café au lait. — Corvisart Ier disait déjà : Ce déjeûner est pour nos confrères, — les médecins de Paris, — un majorat d'un million de revenu par an.

---

(1) « Une maison à construire, dans un ville, est un problème que la spéculation donne à résoudre à un maçon, pour entasser le plus grand nombre de locataires sur un terrain donné. Or, cette maison dépassera d'autant plus l'élévation fixée par l'ordonnance de 1783 ; sa cour, ses corridors, ses chambres surtout seront d'autant plus étriqués, que le terrain est cher. » *Du médecin des villes et du médecin de campagne*, *etc.*, par le Dr Munaret, p. 66.

XIV.

L'éducation anti-physique et anti-morale de nos enfants, — si justement caricaturée par Gavarni et qui force un *père prodigue* à dire à son fils qui ne l'est pas assez : Aime ton enfant comme je t'aime, mais élève le *mieux* que je ne t'ai élevé...

J'avais bien envie de répéter, après le professeur Andral, que si la jeunesse paye un tribut plus considérable à la mort, c'est qu'elle est moins morale qu'autrefois ; mais M. Bayard lui ayant répondu que : « Ce reproche est aussi vieux qu'Horace, » je m'arrête à quatorze.

— C'est assez, mon cher confrère, pour rassurer ma conscience de vaccinateur et me convaincre que si la vaccine est coupable de *typhoïdisme*, elle a de nombreux complices...

— Laissez-moi vous dire encore, — car je tiens à vous compléter ma théorie, — que toutes ces causes d'étiolement physique et moral sont incessantes,—abritées par la mode,—passées au compte-courant de nos mœurs ; — qu'elles nous *prédisposent* et nous livrent, tôt ou tard, à la CHLORO-ASTHÉNIE ; — les unes, par action et réaction, comme l'usage et l'abus ; les autres, par effet direct, comme les coutumes malsaines, les passions...

Nous voilà, malades *malgré lui ;* mais il suffira d'une imprudence vulgaire, — d'une glace, ayant chaud, — d'une mauvaise nouvelle, — du moindre dérangement sexuel, — d'une indigestion, — pour déterminer la fièvre, étincelle de feu sur NOTRE AMADOU....

—Mais comment expliquer la fréquence de plus en plus alarmante de la fièvre typhoïde, coïncidant avec l'introduction de la vaccinale ?

— Elle est plus apparente que réelle, cher confrère ; — l'ancienne nosologie était riche en fièvres ; Pinel les réduisit à six ordres ;

Broussais n'en fit qu'une, la *gastro-entérite*, à laquelle succéda la *dothinenthérie*, la fièvre *entéro-mésentérique;* celle-ci ne faisant pas ses affaires, changea son nom contre celui de fièvre *typhoïde;* ça lui réussit, ma foi, car elle n'opéra plus qu'épidémiquement — en gros — et dans les six années de 1841 à 1846, sur 246 rapports reçus par l'Académie, elle en avait 153; c'est-à-dire qu'il n'y a plus qu'un nom pour toutes les fièvres de Stoll, Sydenham, Pringle, Bœrrhaave, Tissot, etc.

— La fièvre typhoïde est-elle *six fois plus meurtrière* pour les vaccinés que pour ceux qui ne le sont pas (Carnot)?

— Encore une *blague*, comme disait Proudhon. — Les fièvres continues graves, comme la péritonite puerpérale, les grandes plaies, etc., s'aggravent en effet dans un hôpital, avec une proportion de 46 pour 100. — Le professeur Andral dit même avoir reconnu que, par les *purgatifs*, par exemple, on perd 9 malades sur 10... — Les mêmes maladies, à la campagne, sont loin d'être aussi meurtrières; d'après un petit travail statistique qu'il m'a été permis d'essayer, depuis que l'Administration départementale du Rhône a rendu la vérification des décès obligatoire pour les communes rurales comme pour la ville, j'ai pu constater: 1° que ce danger est approximativement égal pour les vaccinés comme pour ceux qui ne le sont pas; 2° que ma méthode m'a donné 8 morts sur 100 malades de fièvre typhoïde. — Et ma méthode est la plus simple, la plus naturelle: de l'eau salée en boisson et en lavement, mais elle se complète par l'air pur des champs que je fais courir dans la chambre de mes malades, par une grande propreté et enfin, — précaution non moins rationnelle, — je ne laisse pas mourir de faim ceux que la fièvre veut épargner...

D'après d'autres renseignements recueillis en province, la proportion de mortalité serait un peu plus forte, 11 pour 100 environ; mais encore, — avec les chiffres donnés par MM. Louis et Chomel, qui prouvent que le *tiers* des malades atteints de la même fièvre, ou plutôt des mêmes fièvres, succombent à l'Hôtel-Dieu de Paris. — Quelle différence !

— Mais, allez-vous me demander, M. Carnot, pour établir sa proportion de mortalité, a dû baser ses calculs sur la statistique mortuaire des hôpitaux de Paris et sur celle de la pratique civile ou nosocomiale de la province, des campagnes qui représentent les deux tiers de la population de France ?

— Non, cher et candide confrère, et voilà précisément ce que lui a reproché le docteur Bertillon ; — reproche mathématiquement fondé et qui infirme tous ces chiffres... empruntés à quelques professeurs de clinique parisienne. — *Fides Carnotica !*

D'où je conclus : 1° que les fièvres collectivement désignées sous le nom de *typhoïde* ne sont point des varioles répercutées par la vaccine ; — elles existaient avant comme après l'invention de l'*empirique anglais*. — Et si elles sont plus fréquentes et même plus meurtrières, il faut recourir à un autre ordre de recherches indiquées par l'économie politique et l'hygiène, pour les mieux connaître et les prévenir.

J'ai énuméré un certain nombre d'influences pathogéniques qu'on pourrait facilement doubler et tripler ; — une seule, au choix des adversaires de la vaccine, ayant passé à l'état d'habitude, peut occasionner l'usure imperceptible mais incessante de l'homme, unité vivante et sociale ; — une seule ! — Avec le temps, nous nous acheminerons inévitablement à l'asthénie, à la décomposition chimique du sang, à l'anesthésie, au *typhoïdisme*, enfin !

Les vaccinomètres ont encore imputé à la *virusation* (mot du docteur Niltinger) l'accroissement du nombre des hommes impropres au service militaire. — J'accepte leurs chiffres et je déplore autant qu'eux cette nouvelle preuve de notre dégénérescence. L'illustre auteur de *Cosmos*, dans sa lettre déjà citée, émet une opinion contraire; je cite textuellement : « Le régime alimentaire, dit-il, la masse des irritations nerveuses dans la vie domestique et politique, s'est tellement agrandie dans ce que nous vantons sous le nom de progrès, comme un progrès social, que je ne m'étonne pas pour le moment de la circonspecte hésitation de ceux qui ne voudraient point encore changer la législation dans les armées. »

Et c'est le docteur Nittinger, — dans son livre moins *noir* que son titre, en y regardant de près, — qui me prête cette imposante réfutation de ses corréligionnaires ! O l'imprudent ami !

Après cette longue explication, je fus obligé de reprendre haleine ; — mon bénévole interlocuteur en profita pour me soumettre non plus ses cas de conscience, mais de *science*.

Je citerai seulement le plus captieux, pour qui n'est pas au courant de l'histoire de la variole :

— Si la petite vérole *est dans le sang* (c'est l'expression vulgaire), si elle est produite par des causes communes, n'est-il pas inutile et même dangereux de vouloir les contrarier ?

Dans cette hypothèse, cher confrère, elle serait aussi ancienne que le monde et personne n'y échapperait.—Tout au contraire (les vaccinophobes se gardent bien d'en parler); elle apparut, pour la première fois, en Égypte, vers le VIe siècle de l'ère chrétienne ; — Hyppocrate et Galien n'en disent pas un mot ; — son invasion, en Europe, se fit deux siècles après ; l'Amérique ne la connaissait pas avant les Espagnols ; — non plus Québec, avant 170[illegible] ; — non plus Terre-Neuve, avant 1733 ; — et vous connaissez, comme moi, bien des clients morts dans un âge avancé, qui, sans avoir été vaccinés, ont été oubliés par la petite vérole.

Mon confrère voulut avoir la réplique et me fit encore cette question insidieuse : — En supposant qu'on ne vaccine plus, la génération présente s'en trouverait-elle plus mal ? N'exagérons rien : J'ai lu, dans l'un des ouvrages de M. Carnot, que la variole n'était pas *ce qu'un vain peuple pense*, qu'elle purifie, qu'elle ne compromet pas trop la beauté, etc., etc.

— M. Carnot chiffre et ne raisonne pas, je l'excuse; — mais serait-il permis à un médecin de faire bon marché des épidémies, quand elles enlèvent la moitié des enfants à Montpellier, et même les trois quarts à Berlin en 1759; quand enfin, d'après les tableaux de Garin, elles tuent la quatorzième partie du genre humain?

Est-il plus permis d'en accepter les suites, alors que, sur les hommes *dénaturés* par l'affreuse petite vérole, nous avons eu l'occasion de constater tant de cicatrices ignobles, de coutures, d'yeux rouges, larmoyants, éraillés, de taies incurables, et que, — sur cent aveugles, — il y en a encore un tiers du fait de la même maladie?

Vous écouterez, sans prévention, un des plus savants et des plus consciencieux hyppiatres; Hurtel d'Arboval dit, en parlant de la variole : « Maladie redoutable et souvent meurtrière, qui fait périr un grand nombre d'individus, qui défigure les deux tiers ou les trois quarts de l'espèce humaine, etc. »

— Mais, d'après M. Carnot, cet horrible fléau ne sévit que sur les enfants malingres?

— M. Carnot! toujours M. Carnot! il vous fait donc oublier l'observation écrite? — La variole menace de cinq mois à cinq ans, INDISTINCTEMENT. — Jusqu'à 20 ans, *relâche*. — Mais à cet âge, le plus intéressant de la période humaine, elle se RANIME et SÉVIT, jusqu'à 30 et 35 ans, avec autant de fureur que dant la première enfance. Pendant l'épidémie de Toulouse, en 1770 (époque à noter) la variole attaqua préférablement les adultes et les IMMOLA PRESQUE TOUS....

— Croyez-vous que la vertu préservatrice du vaccin préserve de moins en moins; que le cow-pox primitif arrive à sa pénultième dilution?

Je crois, en effet, que le vaccin, ramené à la loi pathogénique de tous les virus, s'affaiblit par des transmissions trop multipliées ; il suffit de comparer les boutons d'aujourd'hui avec ceux qui sont représentés dans l'ouvrage du Dr Husson (1) ; mais je conteste aux statisticiens l'exactitude *médicale* de leurs calculs, quand ils prétendent catégoriser juste, — à une unité près, — les victimes d'une épidémie, vaccinées ou non.

Est-il donc si facile de reconnaître une cicatrice vaccinale, sur des bras déjà envahis par le mal ? le plus souvent l'on s'en rapporte au témoignage du malade ou de sa famille, et l'on enregistre sur sa liste un *vacciné* de plus qui, pour moi, n'a été que *piqué*.

Est-il toujours possible à un vaccinateur de vérifier le succès de son opération ?

La réponse à cette dernière explication sera un peu longue, et même entachée de réalisme ; mais elle convaincra nos plus malveillants adversaires, que si la vaccine ne tient pas tout ce qu'elle avait promis, ce n'est pas seulement qu'elle a faibli dans ses propriétés, mais bien, plutôt, parce que le service des vaccinations générales ou gratuites, sur lequel l'autorité supérieure a concentré toutes ses espérances est fautif, défectueux, et partant inefficace.

Conformément à la plupart des circulaires préfectorales, tout maire doit tenir, à la disposition du médecin-vaccinateur, un état des enfants nés pendant l'année courante et de ceux non vaccinés des annés précédentes ; — il doit, de plus, assister à sa visite. — Le jour de la vaccination est annoncé par une affiche ; le médecin se dérange, au point d'ajourner la visite de ses clients, pour être

---

(1) Marche de la vaccine, du quatrième au quinzième jour, dans sa grandeur et couleur naturelles, dessinée et gravée par J. Godefroy, de Londres, 1801.

exact au rendez-vous qu'il a publiquement donné à toute une population, et il ne trouve, en arrivant, ni le maire, ni son état. — Premier désappointement.

Mais le médecin veut utiliser son déplacement, et pour cela, il est obligé de se transporter avec quelques commères *bonæ voluntatis*, chez telle et telle qui possèdent des enfants, selon son choix. — Celle-ci, avertie par une officieuse voisine, lui fermera sa porte ; celle-là va se cacher dans son fenil ; une troisième objectera une maladie, la pousse des dents, la diarrhée, la toux, — ou bien un temps trop froid ou trop chaud, les *quartiers de la lune*, etc., etc. ; — La seule et véritable raison de ce refus est celle-ci : l'enfant vacciné le premier devra, dans la huitaine, fournir du vaccin à d'autres enfants du village ; or, dans ce monde, si chacun est toujours dispos pour recevoir, personne ne se soucie de donner du vaccin comme toute autre chose. — Deuxième désappointement !

Le médecin se rabat sur les enfants de quelque pauvre famille qu'il a soignée gratuitement et qui n'ose pas lui refuser ce *service*. Les enfants du pauvre sont souvent beaux et frais ; je ne fais que constater ce privilége de leur nature, pour justifier les espérances que doit en concevoir le vaccinateur et l'encourager à revenir très-ponctuellement à un second rendez-vous. — Hélas ! dans la salle de la mairie, il ne rencontre qu'un troisième désappointement....

Il attend une heure, deux heures... personne. — Il recommence sa quête à domicile ; — nouveau refus. — On lui répond, ici, que l'enfant vacciné a la *râche* ; — là, que sa mère n'est pas *propre ;* — plus loin, qu'il y a eu des *poitrinaires* ou des *fous* dans la famille, etc., etc. — Le médecin, poussé à bout, tient tête à ces cerbères embéguinés qui ne veulent pas permettre à la santé, à la civilisation, aux progrès de franchir le seuil de leurs bouges, et s'il parvient à faire comprendre que le vaccin ne peut transmettre que du vaccin, à grand renfort de paroles, pour les grands, et de sucre d'orge, pour les petits, il éprouve la rare satisfaction d'inscrire quelques noms sur son état et s'en va, promettant de revenir, dans une autre huitaine, pour constater la réussite de l'opération et faire quelques nouvelles conquêtes.

Oh ! pour cette fois, le vaccinateur n'est pas un *saint*, mais un *Jean-Baptiste* dans le désert de la mairie, et s'il veut conserver du vaccin au service de ses autres communes, il est encore forcé de se transporter chez ses vaccinés, où l'attend un quatrième et dernier désappointement.... Les boutons ont été vidés, en son absence, par l'accoucheuse ou la garde-malade, parce que leur vaccin est plus pur, plus *sain* que celui qu'il peut offrir, — *vaccin de pauvre* trop connu, ou *vaccin de la Commission* qu'on ne connaît pas.

Parmi le peuple des villes comme des campagnes, des parents assez aveugles ou sourds, comme vous voudrez, attribuent à l'inoculation du vaccin tous les maux présents, passés et futurs de leurs enfants : rachitisme, scrofules, teigne, *boutons* de toute espèce, convulsions, toutes ces vilaines choses sont entrées dans le corps par la pointe empoisonnée de notre lancette, ou bien elles n'ont pu en sortir avec la petite vérole qui jouit d'une réputation dépurative plus ancienne, mais non plus méritée que celle du fameux *rob régénérateur du sang*. — *Indè*, les rancunes qui couvent par politique, s'aigrissent par le temps et s'évaporent par la langue.... — *Indè*, la perte de quelques clients ; j'ajoute que le médecin-vaccinateur perd aussi son temps, qui est trop souvent son seul patrimoine, son champ : *tempus*, *possessio mea*, *tempus*, *ager meus* (Cardan). Des chiffres vont le prouver.

Un canton rural se compose de dix à quinze communes environ ; soit dix, pour base de mes calculs, afin qu'on ne les taxe pas d'exagération. — Les vaccinations générales ou gratuites se font deux fois par an, et chacune d'elles nécessite trois déplacements : le premier, pour vacciner les enfants qui doivent fournir le virus ; le second, pour l'inoculation en masse, et le troisième, pour en constater le résultat ; — multipliez : soixante déplacements.

D'autre part, chaque déplacement dépense une demi-journée pour le trajet, l'attente et l'opération, — ou trente jours, — ou la douzième partie d'une année médicale !

Remarquez, je vous en prie, que je ne fais pas entrer en ligne de compte, comme je devrais le faire, toutes les heures que nous gaspillons avec la rédaction, en *duplicata*, des états semestriels, leurs légalisations, la correspondance, etc.

Un médecin passablement occupé, voire un médecin de campagne, peut gagner dix francs par jour ; — donc, en perdant trente jours il perd *trois cents francs*, Barème l'a dit. — Et les malades nouveaux qu'il perd pendant ses tournées de vaccination ; et les malades anciens, négligés, oubliés et mécontents qu'il va perdre ; est-ce trop, vraiment, d'évaluer une aussi grave perturbation, apportée au service d'une impatiente et diffuse clientelle, à trois autres cents francs ? — Voilà donc, addition faite, six cents francs qui sont annuellement prélevés sur le modique produit de notre clientelle. D'après le même calcul, les praticiens qui ne gagnent que cinq francs par jour (le nombre en est plus grand), sont exposés à perdre trois cents francs ; la perte est proportionnelle, mais elle doit être encore plus sensible.

A présent, voyons un peu ce que l'autorité supérieure fait pour nous indemniser de ce déficit, pour nous faire oublier la peine et rémunérer les plus zélés.

Premièrement, elle nous octroie une pancarte de vaccinateur.... Secondement, elle nous récompense avec une *médaille d'honneur*. — N'est-ce pas que le moyen est ingénieux pour déguiser une aumône qu'on rougirait de nous offrir en francs et centimes ? — Une *médaille d'honneur !* Un hochet comme elle en distribue aux sauveteurs et aux bons gendarmes ! — Mais notre dévoûment à l'humanité ingrate et souffrante, mais notre désintéressement hippocratique qui contraste si fièrement avec de semblables lésineries, ne suffisent donc pas pour nous rendre honorables et nous faire honorer? — Troisièmement, enfin, l'autorité supérieure, dans son excès de munificence, va jusqu'à nous rémunérer avec des *primes*.... — oui, des *primes* à l'instar de celles dont les comices agricoles gratifient un valet de ferme, un éleveur de bétail! — Dérision!!...

Si, encore, ces *médailles* et ces *primes* étaient équitablement distribuées! — Mais non, l'autorité supérieure a adopté le mode de concours basé sur le plus ou moins grand nombre de vaccinations pratiquées sans tenir compte des difficultés relatives. — Comment ne s'est-on pas encore aperçu que cette mesure ne pouvait avoir d'autre résultat que de concentrer presque exclusivement les primes dans les mains des vaccinateurs des villes et autres grands centres d'agglomération; tandis qu'avec beaucoup plus de peines, avec de grands et onéreux déplacements, les vaccinateurs des cantons ruraux parviendraient à peine à glaner quelques rares épis après l'ample moisson faite par ces messieurs? Moins un canton sera peuplé, plus sa population sera disséminée sur une vaste surface, plus difficiles et coûteux seront les déplacements du vaccinateur, moins grand sera l'empressement de la part des individus à vacciner, moindre le nombre des vaccinations et moindre l'espoir de la récompense. Plus au contraire le canton sera peuplé, moindre sera sa superficie, moindre les déplacements et les embarras, plus grande sera l'influence du médecin, plus nombreuses ses vaccinations et plus de chances pour l'obtention de la prime. En somme, récompense en raison inverse de la peine. Aussi, à quelle adresse voit-on annuellement arriver les médailles d'or et d'argent? Aux chirurgiens en chef des hôpitaux d'enfants, aux sages-femmes des villes, aux chefs d'institutions charitables, etc., etc. (1)

Cette réclamation a été déjà présentée par d'autres vaccinateurs, à l'Académie et dans les journaux ; elle est infiniment légitime ; pourquoi donc l'autorité n'y fait-elle pas droit ? — Pourquoi semble-t-on narguer le menu peuple médical par la continuation d'errements qui le sacrifient ? — Qu'on y prenne garde ; nous commençons à nous lasser de *tirer les marrons du feu* pour les faire manger par les *Bertrand* de la profession. — Il ne s'agit plus de *médailles* et de *primes* bien ou mal distribuées... Ce que nous voulons, aujourd'hui, c'est d'être convenablement dédommagé des sacrifices que la société impose, chaque année, à cette classe de médecins qui peuvent le moins les supporter, aux pauvres médecins de campagne ; — ce que nous réclamons, le front haut, c'est notre part à la justice qui est due à toutes les classes ; c'est le salaire de notre travail.....

Mais, nous dira-t-on, les budgets départementaux sont déjà grevés de tant de charges ! Il faut, par exemple, augmenter le traitement de nos chanoines, monseigneur l'exige..... Il faut une subvention pour les théâtres, les *tenors* sont d'une cherté ! et notre maire est *dilettaute*... Il faut renouveler l'ameublement des hauts fonctionnaires et le badigeon de leurs hôtels..... Il faut,

— Je vous comprends, je vous excuse, Messieurs des conseils généraux ; non, vous ne pouvez pas, avec le meilleur vouloir, disposer du plus petit supplément pour le service de la vaccine qui périclite, ayant à satisfaire des besoins aussi exigeants que ceux de notre époque ; mais il vous reste un moyen de faire droit à nos intérêts compromis, sans faire perdre l'équilibre de votre balance budgétaire, de la soustraction d'un écu ; — laissez aux vaccinateurs

---

(1) Lettre du Dr Monin, vaccinateur du canton de Mornant, à la Commission de vaccine du département du Rhône.

la rémunération de leur œuvre, en ne les obligeant pas à vacciner gratuitement l'enfant du riche comme celui du pauvre.

La délivrance d'un certificat de vaccine qu'on devrait exiger de tous les Français, et à tout âge, pour obtenir la jouissance d'une institution publique ou l'exercice d'un emploi quelconque, pourrait encore, si l'on voulait, être un moyen d'obtenir des honoraires qui nous sont dûment mérités, et de mettre fin à tous les obstacles qui s'opposent à la propagation de la vaccine (1).

Voilà, mon cher confrère, ce que je disais, il y a quinze ans, dans l'un de mes petits livres... — « Il en est du médecin comme du voyageur, celui qui peut dire : *J'ai vu*, est presque toujours sûr d'être écouté avec intérêt. » Ces encourageantes paroles m'ont autorisé à me répéter.

— Le docteur Ancelon propose de remplacer la vaccination par l'inoculation libre; ce mode de prophylaxie me paraît, en effet, plus facile dans son application; plus expéditif et véritablement radical, ne nous obligeant plus à vérifier et à revacciner?

— Il est bien clair, mon cher confrère, que le meilleur moyen de ne pas avoir la petite vérole, c'est de l'avoir eue et que si son inoculation était aussi innocente que celle de la vaccine, il faudrait la préférer. — Malheureusement, il est avéré que l'inoculation peut donner une petite vérole confluente, propager une épidémie, causer la mort même... Quelques biographes de l'*empirique anglais*, comme dit M. Ancelon, prétendent même que c'est après une inoculation trop réussie, que Jenner fut dangereusement malade et qu'ensuite il chercha un succédané à la variole, sur la parole de Boerrhaave qui n'osa pas pratiquer une seule inoculation et qui

(1) ANNUAIRE DE L'ÉCONOMIE MÉDICALE, par le Dr Munaret, page 240. — Paris, 1845.

écrivit cet aphorisme de circonstance : *Correctionem specificam variolarum inveniri posse, comparatio historiæ anti dotorum, et indoles hujus mali, faciunt sperare ; et ad indagandum impellit summa hinc futura humano generi utilitas...*

Ce précieux succédané est la VACCINE ; — je la pratique, je la propage, depuis trente ans ; — je crois à *tout ce qu'elle peut* et je supplée à ce qu'elle ne peut plus, en revaccinant.

J'ose même espérer que les épidémies de petite vérole diminueraient et le chiffre de leur mortalité également, si le gouvernement rendait la vaccine obligatoire, comme en Angleterre, dans plusieurs états d'Allemagne et jusque dans les îles Sandwich (1); — s'il comprenait, dans la même obligation, la revaccination bi-annuelle, depuis 6 jusqu'à 30 ans; si, enfin, pour favoriser le renouvellement du vaccin par le cow-pox, il récompensait soit les propriétaires qui feraient connaître une vache malade, soit le vétérinaire qui la rencontrant, dans sa pratique, en aviserait la Commission de vaccine départementale, soit encore le médecin qui aurait tenté d'inoculer le cow-pox à l'homme et publié le résultat de ce très-intéressant essai.

La Commission du Rhône a pris cette initiative, — en couronnant un mémoire, — dans lequel je lui rendis un compte aussi minutieux que fidèle d'un cow-pox trop tard découvert pour en profiter.

Je me décide à publier cette série d'expériences avec la pensée bien sincère que d'autres médecins de campagne pourront profiter de ce que je n'ai pas fait comme de ce que je pouvais mieux

---

(1) Il y a six ans, le Roi Honohulu disait aux membres de son parlement : « Je vous invite également à voter d'urgence les lois destinées à rendre la vaccineobligatoire dans toutes les îles de mon royaume, etc. » Vraiment, il y a de quoi faire rougir notre vieille Europe !

faire ; mes recherches historiques ne seront pas entièrement perdues et pourront les orienter, dans cette *occasio præceps*.

— Et votre interlocuteur ?

— Ah, j'allais oublier de dire, — et j'y tiens cependant, — que mon voisin, de moins en moins effrayé par les chiffres de M. Carnot, vient de me quitter, en me priant de lui garder quelques tubes, pour les prochaines vaccinations du printemps.

LE COW-POX.

> Le Cow-pox est une maladie spontanée
> de la vache.
> (DERNIER RAPPORT, 1857).

III.

Un médecin italien, Sacco, a donné la première image du cow-pox, découvert sur le continent, dans son ouvrage sur la vaccination (*Trattato di vaccinazione.*— Milan, 1809.— *Tavola prima*) ; d'autres vaccinateurs l'ont copié, et cependant il n'a donné qu'un cow-pox artificiel, c'est-à-dire produit par l'inoculation des *eaux*.

Hering a profité de l'abondance du cow-pox dans le Wurtemberg, en 1829, pour nous en offrir un dessin, *d'après nature*, qui ne ressemble pas à celui de Sacco.

Celui de Robert Cécly représente une éruption n'ayant de commun avec les deux autres que le nom.

Dans sa notice sur le cow-pox découvert à Passy, le 22 mars 1836, le Dr Bousquet décrit les pustules accidentellement inoculées à la femme Fleury, par ses rapports avec sa vache malade ; — pustules ayant un diamètre de trois à quatre lignes, demi-sphériques, aspect jaunâtre ou purulent jusqu'à leurs bords qui étaient violets ainsi que leurs aréoles. — Les pustules réflétaient la teinte bleuâtre de Jenner.

La matière de ces pustules transportée sur plusieurs enfants donna de superbes boutons de vaccine. . .

M. Bousquet visita la vache qui avait fourni le cow-pox ; c'était trop tard ; il ne restait, dit-il, sur les trayons que des croûtes sèches, brunes, tirant un peu sur le rouge (1).

Pour trouver le cow-pox, dit le Dr Bousquet, il ne faut que chercher ; — j'ai l'espoir d'indiquer à mes confrères de campagne *comment* il faut chercher, en leur faisant l'histoire vraie, naïve jusqu'à l'aveu de mes incertitudes et même de mes omissions, du cow-pox de Brignais.

Le vrai cow-pox, — je veux dire le cow-pox inoculable est encore une rareté en France ; je n'ai pu en compter que sept cas, depuis son importation par Woodville, avec transmission accidentelle à des sujets de l'espèce humaine, savoir, dans l'Eure en 1838, par MM. Danzel ; — dans la Seine-Inférieure, par M. Hellis ; — dans la Haute-Vienne, par M. Chabrol, et dans le Cantal par M. Darnès, dans le courant de la même année 1839 ; enfin, dans la Côte-d'Or, en 1841, par M. Saunois.

Dans quatre autre cas seulement, publiés par MM. Bousquet et Fiard (de Paris), Autin (de la Somme) et Lambert (de la Drôme),

---

(1) Une belle gravure des boutons de vaccine de l'ancien (1800) et du nouveau virus (1836) accompagne cette notice, insérée dans les Mémoires de l'Académie royale de médecine, t. V, p. 600.

il a été possible de recueillir immédiatement du fluide dans les pustules même des vaches atteintes du cow-pox, pour pratiquer des inoculations qui ont donné lieu ultérieurement à une vaccine de belle apparence.

De 1850 à 1860, je n'ai connu que quatre cas incomplètement heureux ; un dans la Franche-Comté ; deux à Lyon et celui que je vais rapporter.

Il est probable que cette rareté du vrai cow-pox ne tient qu'à un concours de circonstances défavorables à sa rencontre, à son étiologie ou à son mode d'inoculation.

Plusieurs médecins-vétérinaires m'ont dit avoir observé plus ou moins de fois des éruptions au pis de la vache, sans s'inquiéter de leurs caractères différentiels, pour distinguer la source primitive, dans les dix variétés de faux cow-pox, admises et décrites par Héring.

M. Robellet, médecin vétérinaire à Brignais, a rencontré, dans l'intervalle de treize années, dix fois environ des éruptions varioliformes sur la vache. — En 1848, par exemple, il fut mandé à Vourles (Rhône) pour donner des soins à une vache, chez laquelle le travail pustulaire était accompagné d'une forte réaction fébrile. La nommée Bonnard, vieille femme sexagénaire, à laquelle appartenait cette bête malade et qui la trayait, fut inoculée accidentellement et lui montra, sur sa main droite, deux pustules d'une remarquable grosseur et qui lui donnèrent également la fièvre.

Mon regret d'avoir manqué un cow-pox aussi démonstratif, — dans mon voisinage, — ne fut pas de longue durée.

Le 6 mars 1850, dans la soirée, le même médecin-vétérinaire vint m'apprendre qu'une espèce de variole s'était manifestée sur le pis de plusieurs vaches, appartenant à M. Girod, propriétaire à Brignais.

Le lendemain, j'allai visiter deux étables, petites et contiguës, dans chacune desquelles étaient deux vaches laitières, d'un bon âge, d'espèce suisse et premier choix.

Dans la première étable se trouvaient les deux vaches primitivement atteintes ; l'éruption datait de six semaines environ ; on voyait, sur leurs pis, des pustules complètement cicatrisées, d'autres à l'état de desquammation et quelques unes encore ulcérées et saignantes.

Une troisième vache, la dernière contagionnée, était dans l'autre étable.

L'aspect des pustules, à l'état complexe d'invasion, d'éruption et de secrétion virulente ; le caractère contagieux de l'exanthème ne me permirent aucun doute sur sa nature ; c'était bien le cow-pox, — vrai ou faux? — grave question à étudier et à résoudre.

A l'instant même et en présence du valet de ferme et de sa femme, j'inoculai l'humeur de ces boutons, par six piqûres, sur les deux bras d'une petite bergère, âgée de dix ans, et ne me présentant aucune cicatrice vaccinale.

9 mars et le soir. — Quelques prodrômes chez la bergère ; les piqûres marquent sous les doigts, je reconnais un peu d'induration ; — *not' fille est mal en train*, me dit sa maîtresse.

Je visite la vache pour découvrir quelques nouveaux boutons ; — rien encore, — la fermière m'apprend que les boutons avaient été gros au commencement de l'épidémie, mais qu'ils diminuaient en se renouvelant ; qu'ils *mûrissaient* plus vite et qu'ils *s'en allaient* de même. — Ce fut une raison pour moi de les surveiller avec plus d'assiduité.

10 mars. — Chez la bergère, fièvre, inappétence, nuit *tourmentée*, envies de vomir, impossibilité de vaquer à ses occupations. — Quelques uns des points rougeâtres ont un peu gagné en surface et en saillie, — une aréole se dessine.

Sur la vache, je peux recueillir du virus épais et lactescent ; je le place entre deux verres ; je détache aussi quelques croûtes, qui sont très-hermétiquement mises en réserve dans un large tube.

11 mars. -- L'éruption de la bergère est stationnaire, l'aréole pâlit, la fièvre se calme.

Voici, sur la vache, une élevure nouvelle, sans presque de changement de couleur à la peau ; en la pressant, je perçois un peu d'engorgement; la bête, quand je la touche, s'agite et s'impatiente. — La fermière, dirigée par son esprit d'observation, me dit que ce *durillon* sera *bon à piquer*, le surlendemain ; en même temps, elle me consulte, pour son enfant, âgé de seize mois, qui a passé une *mauvaise journée* et qui présente, sur son visage et même sur son corps, de *petits boutons rouges*.

12 mars. — L'enfant présente une variolide ; les pustules ont pris un développement rapide pendant la nuit ; d'autres poussent et lui couvrent le ventre, le dos et même le cuir chevelu.

Cet enfant avait été vacciné l'année précédente par un médecin de Mornans ; — cinq pustules sur six piqûres ; étaient-elles bonnes?

Le *durillon* de la vache a grossi et au risque de ne pas réussir, je le pique plusieurs fois et j'obtiens un liquide clair et visqueux ; — plus visqueux que le vaccin, ce qui me gêne, pour le recueillir dans des tubes capillaires. — Une autrefois, j'essaierai avec des tubes plus larges et je piquerai plus tôt la pustule, moins appréciable à la vue qu'au toucher chez la vache, parce qu'elle est située plus profondément et que le tissu cutané qui la recouvre, en raison de son épaisseur et de sa texture plus dense, subit peu ou point de changement, par suite du travail d'évolution sous-cutanée.

Le soir du même jour, — l'enfant a beaucoup de fièvre, il continue à pleurer, à s'agiter ; la variolide est confluente ; sa face est rouge, congestionnée, l'œil droit ne peut plus s'ouvrir par la pousse de deux pustules sur la paupière supérieure.

Chez la petite bergère, éruption avortée, plus de fièvre, elle a pu sortir.

13 mars. — J'inocule, pour la seconde fois, le cow-pox recueilli

sur la troisième vache, sur l'enfant du sieur Niel, cantonnier, — bel enfant de vingt mois et déjà vacciné ; — insuccès.

La bergère d'abord soupçonnée d'avoir été vaccinée, *sine vaccinis*, me montre une vingtaine de petits boutons sur le visage, la poitrine et les bras. — Sera-ce une variole, une variolide ou seulement une varicelle? — nous l'apprendrons plus tard, — du reste, pas plus de fièvre, pas le moindre malaise.

J'ai pu recueillir deux demi-tubes de cow-pox assez limpide sur la même vache.

La première vache, désirant le veau, avant et pendant l'éruption n'a pu le prendre ; (elle en a déjà fait plusieurs).

14 mars. — L'éruption de l'enfant et celle de la bergère marchent régulièrement ; la dernière n'est qu'une varicelle qui commence à pâlir.

16 mars. — La vache malade va de mieux en mieux ; — plus de boutons nouveaux, ce qui est un désappointement pour moi.

Les jours suivants, je fis de vaines démarches auprès de plusieurs propriétaires, pour obtenir la permission d'inoculer leurs vaches — sept semaines après, une génisse fut mise à ma disposition, je lui pratiquai deux inoculations, sans rien obtenir.

Ce résultat négatif m'étonna peu ; sur un total de 700 cas de cow-pox, relevé par M. Verheyen, trois génisses seulement furent atteintes ; — d'ailleurs, mon procédé d'inoculation me parut défectueux ; je n'avais pas piqué assez profondément dans le trayon et je n'avais pas eu le soin de laisser ma lancette en place assez de temps, pour permettre aux vaisseaux l'absorption du virus.

Pendant le mois de mai, j'inoculai avec des croûtes, cinq enfants, à Vernaison ; je ne fus pas plus heureux ; — un seul enfant, le nommé Rocca (Bastien), offrit une éruption consécutive sur plusieurs parties du corps et de la face ; — espèce de scarlatine que les premiers inoculateurs d'Angleterre appelèrent *Rosh-vaccine*.

Il reste à savoir si le cow-pox de Brignais était vrai ou faux ; — dans le premier cas, quelles furent les obstacles à sa transmission de la vache à l'homme, d'une vache à une autre. — Dans le second cas, il faut expliquer la fièvre vaccinale et l'éruption consécutive à l'inoculation du faux cow-pox sur la bergère, sur le petit Rocca et même la variolide concomittante de l'enfant de la fermière.

Quel est l'*inconnu*, la raison d'être, la cause déterminante du cow-pox ? — Ceci est et sera longtemps, peut-être, un mystère, malgré les hypothèses étiologiques de MM. Hering et Verheyen.

Contrairement à l'opinion de Jenner et d'un grand nombre d'autres vaccinateurs, le cow-pox, dont je viens de donner l'historique, ne peut pas être attribué, ni au *grease*, ni à une contagion variolique quelconque ; attendu qu'il n'y avait aucun cheval sain ou malade dans la ferme ; — que les vaches pâturaient dans une prairie close — et qu'il n'y avait pas un seul cas de petite vérole à Brignais et même dans le canton de Saint-Genis-Laval.

Comme pour le cow-pox spontané, la période d'incubation ne fut pas appréciable ; passons à celle de son invasion et étudions-la.

L'on a dit, avec raison, que les premiers troubles fonctionnels qui précèdent le travail éruptif, passent presque toujours inobservés, parce que le propriétaire d'une vache malade, ne réclame les soins du vétérinaire, que lorsque la fièvre vaccinale est assez intense, pour agiter la bête, lui ôter l'appétit et compromettre la sécrétion laiteuse. — Les éruptions mammaires sont, du reste, assez communes, pour ne pas étonner ni même inquiéter ; et à Brignais, par exemple, ce ne fut qu'à l'occasion de la seconde vache contagionnée, que la fermière crut devoir parler à son maître, d'un *mal qui se donnait*, et celui-ci fit appeler le vétérinaire.

L'éruption fut facile à suivre, parce que l'évolution des pustules n'était pas simultanée ; les pustules se succédèrent à de longs intervalles et durèrent plus longtemps que l'a dit Sacco.

Ce fut la fermière qui m'initia à leur étude ; elle m'indiquait tel point de la mamelle où *pousserait un bouton* ; le lendemain, c'était comme une piqûre de puce qui s'élargissait, s'élevait, prenait comme racine, sous la peau, se colorait ; s'entourait quelquefois d'une faible aréole et devenait pustule. — Il y en avait de très-petites, comme une lentille et de très-grosses comme une moitié de noisette. — Plusieurs dégénérèrent en ulcères vraiment phagédéniques ; — très-douloureuses et saignantes au moindre frottement : celles de la première vache durèrent trois mois environ.

Était-ce une dégénérescence *sui generis*, comme le pensa Jenner ; ou devait-on l'attribuer seulement à des *traites* lourdes, maladroites? A ceci, je répondrai que la fermière prit toutes les précautions voulues, pour éviter le moindre tiraillement.

Les boutons étaient disséminés sur toutes les mamelles, sur le corps et à la pointe du trayon.

Au sujet de la *sécrétion virulente*, je crois devoir le répéter, — vu l'importance de la remarque, — il faut être bien au courant des évolutions de la pustule, pour y puiser le fluide préservateur, dans sa plus grande pureté et énergie.

Ai-je procédé à ce puisement trop tôt ou trop tard ?

Trop tôt ? — Non, le fluide virulent est d'autant plus actif, qu'il est inoculé à une époque plus rapprochée du début de l'éruption.

Trop tard ? — Oui... excepté le puisement du 13 mars, tous les autres me fournirent une lymphe plus ou moins dénaturée par la purulence.

J'ai pu observer toutes les nuances de coloration particulières aux croûtes du cow-pox : teinte opaline, jaune plus ou moins foncé, bleu d'ardoise, enfin brun noirâtre ; — j'ai pu également vérifier, plusieurs mois après la guérison des vaches, la cicatrice des plus grosses pustules, — peau plus blanche et rayonnée de stries fibreuses.

Voilà bien l'ensemble des divers phénomènes de la vaccine primitive ; — son invasion, son début, son siége, la forme des boutons, l'aréole, le liquide secrété, les croûtes, l'altération de la sécrétion du lait, la sensibité des mamelles ; — phénomènes assez caractérisés, pour ne pas les confondre avec ceux qui sont propres aux dix variétés de faux *cow-pox*, admises et décrites par Héring.

Mais à la simple vue, il n'est presque pas possible de déterminer sa nature intime, il faut avoir recours à un autre moyen d'investigation et de contrôle, — l'inoculation.

J'admets, avec Steinbrenner, deux ordres de phénomènes dans la vaccine : les symptômes locaux et la fièvre éruptive. — « Les symptômes locaux, dit-il, ne donnent point la mesure des effets préservatifs, puisque, presque nuls dans quelques cas, où la réceptivité variolique fut parfaitement éteinte, on en a vus très-prononcés sans que la prédisposition à contracter la variole fût tout-à-fait anéantie. »

C'est la fièvre éruptive, d'après M. Mignon, ce sont les phénomènes généraux, qui traduisent très-exactement le degré de neutralisation de l'aptitude du sujet pour la variole. — Comment admettre qu'une action locale, bornée, limitée à quelques points de l'écorce du corps, puisse détruire une aptitude toute vitale, et comme telle, ne siégeant précisément nulle part, mais résidant partout? — On ne peut espérer un semblable résultat que de la fièvre : expression la plus vraie, la plus complète d'une lutte de tout l'organisme, d'une intervention de toutes les puissances de la vie (1).

Chez les enfants auxquels j'ai inoculé le cow-pox de Brignais, les symptômes locaux furent à peine percevables ; de petites élevures rougeâtres sur quelques points d'insertion, pendant les premiers

---

(1) *Du cow-pox ou vaccine primitive*, par J. Mignon, p. 45.

jours ; — mais il y eut, chez trois, une fièvre vaccinale bien prononcée et une éruption varioliforme consécutive, je dirai même *dépendante* de mon inoculation. — Cette coïncidence de la fièvre et de l'exanthème fut-elle favorable à la préservation des enfants ? — Aujourd'hui, je suis en droit de penser au moins qu'elle ne leur fut point contraire, puisque deux ont résisté, depuis dix ans, à plusieurs contre épreuves de la revaccination (2).

Donc, le cow-pox de Brignais était vrai, quant à son essence préservatrice ; — s'il n'a pu se propager par voie de contagion, c'est qu'il y eut plusieurs causes pour la rendre insuffisante et même inefficace ; telles sont, par exemple, un trouble dans le travail d'insertion, une altération du virus ou un procédé défectueux d'inoculation.

Le virus était-il, transmis à la troisième vache, ce qu'il s'était montré sur la première ? remarque faite par le médecin vétérinaire et même par la fermière.

Le même virus pouvait aussi être atténué, dilué, affaibli par le tempérament lymphatique de la bête qui l'avait fourni, comme le virus de 1838, 1841 et 1844.

De même que la vaccine vient plus belle, plus vive sur des enfants forts et bien portants que sur les faibles et les malsains et qu'ils sont néanmoins tous préservés ;— de même, le cow-pox doit, par l'effet de plusieurs transmissions ou sous une influence pathologique et même simplement physiologique de la vache, varier dans ses manifestations éruptives, sans, pour cela, se désister de sa

---

(1) Les parents de Rocca n'ont pas voulu consentir à une revaccination, parce que leur enfant avait été trop *éprouvé*, la première fois. — D'après mes renseignements de cette année, ce jeune gars grandit et se porte très-bien.

propriété temporairement préservatrice, — s'il y a fièvre, — après son inoculation.

Cette assertion de ma part, basée sur l'analogie et sur un commencement d'observation, mérite d'être vérifiée par de nouvelles expériences; — si elle est vraie, — on comprendra la nécessité de savoir pourquoi telle vache fournit un cow-pox plus ou moins expansif que telle autre; afin de faciliter et même d'assurer la transmission virulente de la vache à l'homme, quand on pourra choisir entre plusieurs bêtes malades.

Les meilleures vaches laitières se reconnaissent à quelques signes extérieurs, auxquels jusqu'à présent l'on n'avait accordé aucune attention, étrangers qu'ils sont à l'organe mammaire.

Les vaches dépositaires du cow-pox le plus actif se reconnaîtront également, un jour.

Entre plusieurs vaches atteintes de vaccine primitive, je choisirai, pour l'inoculation, la première malade, spontanément ou non, — jeune, — primipare, — de race Charollaise et du pelage le plus foncé.

Un *voyage autour du cow-pox* ne se fait pas sans risques pour l'expérience et même périls pour l'expérimentateur, faute de précautions qu'il me reste à signaler.

Un des organes les plus impressionnables de l'animal, c'est la mamelle; ceci est tellement vrai, même pour une vache, que la sécrétion quantitative de son lait est sous l'influence de la main douce ou rugueuse, chargée de la traire.

Cette sensibilité de la tétine s'accroît par son état inflammatoire et compromet le plus souvent les essais de vaccination sur la vache. M. Hering dit à ce sujet, à la fin de son ouvrage : *Ruchimpfung von menschen auf Kuh gelingt schwer.*

Au lieu de renverser sur son dos, la vache porteuse du cow-pox, — ce qui réclame le concours de plusieurs personnes, — je fais simplement tenir et soulever par un aide, la jambe opposée au trayon que je dois piquer ou palper : cette précaution usitée par le maréchal-ferrant, l'empêche de ruer et m'a permis d'opérer, en toute sécurité.

En résumé, je ne connais qu'un moyen pour détruire la variole, dans un avenir donné et pour atténuer, en attendant, la fréquence et la gravité de ses épidémies : puiser la vaccine à sa source primitive, le plus souvent possible, et pour cela, adopter les mesures proposées par M. Steinbrenner, pour profiter du cow-pox, toutes les fois qu'il apparaîtra, en France.

L'iconautographie va compléter cet opuscule par quelques autres portraits et autographes oubliés dans ma collection Jennérienne.

C'est, d'abord, le portrait de lady Montague ; — quelle femme plus remarquable par sa beauté et par son esprit ! — Elle connaissait six langues ; ses voyages, ses poésies ont été publiés en France et en Angleterre. C'est elle qui introduisit l'inoculation de la petite vérole en Europe. — Son portrait est une copie de la charmante toile de Godfrey Kneller.

Beauté et bonté se rapprochent, en parlant du duc de Larochefoucault, — de l'homme de bien, *optimus bonorum*, — comme a dit Catulle ; qui fut le président du Comité central de Paris.

Les premiers essais de la vaccine ont été faits dans sa propriété de Liancourt.

Simple et grande physionomie ! — Dans ses veines ducales, il y a plus que le sang de ses nobles ancêtres, ce que Shakspeare appelle *milk of human kindnesse*.

Ce petit acier, très-ressemblant, est de Sexdenier.

L'écriture de Larochefoucault est celle d'un gentilhomme ; elle a de l'élégance ; elle aide, en même temps, à deviner la sérénité ferme de la main qui la trace, sous l'inspiration d'une pensée incessamment bienfaisante...

Sacco fit de nombreuses expériences pour inoculer la matière des *eaux aux jambes ;* — son zèle pour propager la vaccine, en Italie, fut récompensé d'une médaille que les habitants de Bologne firent frapper en son honneur.

Cette médaille est de grand module, dessinée et gravée par G. Benaglia. — La face est de profil, avec cette légende : *Aloysius Sacco mediol. med. et. chir. prof.*

Le revers est orné d'une couronne civique ; un serpent, symbole de la prudence, l'enlace de ses replis ; au milieu, cette légende :

Jenneri Æmulo.

Amici Bononienses.

A. i. ab. Ital. rep. cons.

La physionomie de Sacco est rayonnante d'intelligence et de loyauté ; ce fut un praticien très-instruit, populaire, toujours alerte et au service de toute idée qu'il croyait bonne et réalisable ; — il est mort, emportant l'espoir, malgré ses insuccès, qu'on peut former le vaccin de toutes pièces en inoculant aux vaches la matière des *eaux.*

Je trouve encore dans ma collection quelques autographes qui seraient très-instructifs mais trop indiscrets, si je me permettais de les reproduire *in extenso.*

C'est 1° un certificat de vaccine *régulière,* écrit et signé par Husson, l'ami de Jenner, secrétaire du comité central de vaccine, *établi près S. E. le ministre de l'intérieur,* etc. (22 novembre 1810), avec timbre du comité central. — Écriture largement expédiée par un médecin affairé, bienveillant et convaincu.

2° Une lettre de S. de Carro (3 pages et demi in-4°), datée de

Carlsbad, à l'adresse de M. Denys, l'un de ses clients de France; il l'entretient familièrement d'un médecin, toujours enfoncé dans son grand dictionnaire chinois; « il n'a pas encore de malades, dit-il, et n'en aura pas, à moins qu'il ne nous arrive de Pékin, quelque mandarin ou marchand de thé, qui veuille tâter du S. »

Suivent des nouvelles confidentielles et détaillées sur un *illustre proscrit*..., aujourd'hui Empereur des Français.

« Ma santé reste admirable, dit-il plus loin, quoique je suis menacé de ma 73e année, le 8 août prochain. » — Il faut qu'il le dise, pour le croire : son style est enjoué d'un bout à l'autre; les lettres jetées d'un seul trait annoncent sa vivacité de conception, un esprit ardent à dire, à faire...— De Carro, le premier médecin qui ait pratiqué la vaccine sur le continent, publia, en 1801, des observations et des expériences qui constituent un véritable traité de vaccine, toujours bon à consulter.

3° Une lettre de Fiard, datée de Paris, 1838, et accompagnant l'exemplaire d'un projet de loi sur la pratique de la médecine qu'il avait adressé à la Chambre des Députés. — Dans cette lettre, il m'apprend qu'il a fait le voyage de Paris, « pour cet objet; » qu'il compte sur l'amitié d'un grand nombre de Députés, etc.

Pauvre confrère! il partageait *mes* illusions... Ça lui valut de quitter son village, la Gourche (Ille-et-Vilaine), pour la capitale, où, à propos de quelques travaux estimables sur la vaccine, il se fit connaître et où probablement il aurait fini par se faire une place, si la mort lui en eût donné le temps.

Son écriture *trémolée* est pathognomonique; en la voyant, j'avais diagnostiqué une atteinte profonde des centres nerveux...

4° Une lettre de M. Bertillon, — « ce jeune volontaire de Montmorency » qui a démonté toutes les batteries du capitaine Carnot.

Écriture irrégulière, *pittoresque*, — surcharges, — ratures; — mais la pensée va droit au but, comme un projectile...

5º Une lettre de M. Bousquet. — Cette écriture m'a rappelé celle de Pariset. — Ne pourrait-on pas dire, avec une variante : l'écriture, c'est l'homme?

6º Une lettre de M. H. Carnot, pour réfuter les arguments de M. Druhen. — Son début est un bon mouvement : « J'ai toujours une plume taillée, dit-il, pour les personnes qui s'expriment poliment et je sais faire la part des positions acquises et des faiblesses humaines. »

Écriture petite, serrée, méticuleuse et même chagrine. — Signature microscopique et veuve de paraphe. — 56 pour 1856. — Savez-vous pourquoi? Il nous l'apprend (dans la même lettre) « Parce que rien ne me déplaît tant au monde qu'un verbiage inutile. »

Je me tiens pour averti et je passe à un autre autographe.

7º Une lettre de M. Bayard, au sujet de la vaccine ; — des personnalités écrites à l'encre bleue *noircissent* quand même... Écriture lourde et heurtée ; — M. Bayard se passionne, à tort ou à raison.

8º Une lettre de M. Ancelon, à mon adresse. — Je n'ai pas l'honneur de connaître personnellement cet honorable confrère et son livre contre la vaccine, avec ses juvéniles allures de style, aurait pu m'égarer sur son âge et son caractère.

D'après son écriture, je le crois, comme moi, du *mauvais côté* de de cinquante ; — nature réfléchie, correcte et méthodique, — il a dû subir la fascination des chiffres qui, dans la science de guérir, représentent trop souvent la racine carrée d'une quantité négative...

Mais, entre médecins, dissidence n'est que distance ; la sage réflexion peut nous rapprocher, — SPERIAMO !

Brignais (Rhône), 20 mars 1860.

POST-CRIPTUM.

En énumérant les principales réfutations de l'hérésie de M. Carnot, j'ai omis de mentionner celles de MM. Druhen et Perrin.

A propos des épidémies qui régnèrent dans le département du Doubs, depuis 1836 jusqu'en 1856, le savant vaccinateur de Besançon a examiné et a critiqué très-sérieusement, tous les documents invoqués par la statistique et la méthode numérique, pour établir l'identité absolue de la variole et de la fièvre typhoïde. Cette these, soutenue avec autant de talent que de conviction, a été l'objet d'un rapport à l'Académie de médecine, par Bricheteau.

M. le Dr Perrin, dans un mémoire statistique sur la fièvre typhoïde, dans ses rapports avec la vaccine et la variole, a démontré, avec des relevés *cliniques*, que la fièvre typhoïde n'est en aucune manière, « ni de près, ni de loin, » une variole déplacée ou intestinale, et que la vaccine n'est pour rien dans la *prétendue* fréquence de cette fièvre, et dans l'augmentation de mortalité, lors de la période féconde de la vie. En feuilletant le dossier de cette grosse affaire, — la vaccine, — j'ai remarqué l'attitude significative de la presse médicale française ; la très-grande majorité de nos journaux assiste à ces débats sans mot écrire, c'est le silence du respect !...

Le Journal des connaissances médicales est, comme le charbonnier, maitre chez lui ; — son propriétaire rédacteur a pensé, toute sa vie, que la ligne droite est la plus courte... pour aller à la vérité ; — il a *bravement* accordé l'hospitalité à M. Carnot et à ses contradicteurs.

La Revue médicale a pensé voir, avec les lunettes hippocratiques de son fondateur, une résistance irrévérencieuse aux sages volontés de la nature médicatrice, dans le procédé de Jenner ; elle lui a fait une petite moue systématique, et continue à priser le *bon tabac* du midi que lui fournit son spirituel rédacteur en chef.

Deux autres journaux, la Gazette hebdomadaire et l'Union médicale se sont prononcés en faveur de la vaccine. — « Il serait prouvé, a dit M. A. Latour, que la fièvre typhoïde est plus fréquente aujourd'hui qu'il y a soixante ans ; que la mortalité sur la jeunesse est plus considérable aujourd'hui qu'au dernier siècle, il resterait à démontrer que c'est à la vaccine qu'il faudrait attribuer ce résultat. »

Est-ce clair, M. Carnot ?

TABLE DES MATIÈRES.

FIN.

www.ingramcontent.com/pod-product-compliance
Ingram Content Group UK Ltd.
Pitfield, Milton Keynes, MK11 3LW, UK
UKHW012101240726
13965UKWH00004B/1457